urania

Susanne Noll

Schöne alte Vornamen für Ihr Kind

Von Amalia bis Zacharias

Zum Thema bei Urania:

Christian Friedrich Lindau
Die schönsten Vornamen für Ihr Baby
ISBN 978-3-332-01494-5

Zora Gienger
Fitness-Training für Schwangere
Mit Übungen zur Vorbeugung und Linderung von Schwangerschaftsbeschwerden
ISBN 978-3-7831-6084-0

Gertrud Teusen
Das erste Kind – und alles ist anders
Ein Ratgeber rund ums Elternwerden
ISBN 978-3-7831-6064-2

Gerda Pighin
Spaß mit Förderspielen
Für Kinder von 0 bis 3 Jahren
ISBN 978-3-7831-6081-9

Andrea Christiansen
Fantasiereisen mit dem Zauberbären
Mehr Sicherheit und Selbstvertrauen für Kinder
ISBN 978-3-7831-6136-6

Dr. med. Martin Lang/Kathrin Ruf
100 Elternfragen
Die Gesundheit Ihres Kindes
ISBN 978-3-332-01923-0

Die Autorin:

Die ausgewiesene Ratgeber-Expertin Susanne Noll hat Philosophie und Klassische Philologie studiert und arbeitet als freie Redakteurin in der Nähe von Stuttgart. Zum Thema Familie hat sie bereits mehrere Bücher veröffentlicht.

Die in diesem Buch veröffentlichten Ratschläge wurden von der Verfasserin sorgfältig erarbeitet und geprüft. Eine Garantie kann dennoch nicht übernommen werden, ebenso ist eine Haftung der Verfasserin bzw. des Verlages und seiner Beauftragten für Personen-, Sach- und Vermögensschäden ausgeschlossen.

Bibliografische Information der Deutschen Bibliothek
Die Deutsche Bibliothek verzeichnet diese Publikation in der Deutschen Nationalbibliografie; detaillierte bibliografische Daten sind im Internet über http://dnb.ddb.de abrufbar.

www.urania-verlag.de

Umschlaggestaltung: Behrend & Buchholz, Hamburg
Titelfoto: Artiga Photo/Corbis
Produktion und Redaktion: no:vum, Susanne Noll, Leinfelden-Echterdingen
Druck: Westermann Druck Zwickau

Printed in Germany

ISBN 978-3-7831-6105-2

Inhalt

Geschichte der Vornamen

Namen sind so alt wie die Menschheit selbst. In unserem Kulturkreis kennen wir heutzutage den Vor- und den Nachnamen, wobei der Vorname das Individuum bezeichnet, der Nachname hingegen die Zugehörigkeit zu einer Familie. Wir können dabei unsere Vornamen aus einer schier unendlichen Fülle auswählen, die aus verschiedenen Bereichen stammen: aus der Bibel, dem griechisch-römischen Kulturkreis, dem christlichen Kontext oder dem Germanischen. Bis ins 12. Jahrhundert hinein brauchte jeder Mensch nur einen Namen, um sich von anderen zu unterscheiden. Damit oder zum Teil auch mit Kose- oder Kurzformen wurde er gerufen. Mit wachsender Bevölkerungszahl und einer immer stärker werdenden Reduzierung auf einige wenige Namen wurden zur besseren Unterscheidung diesem Rufnamen verschiedene Beinamen hinzugefügt, aus denen sich später unsere heutigen Familiennamen entwickelten.

Namen im Altertum

Vor allem durch den Einfluss des römischen Reiches, in dem sowohl Griechisch als auch Latein als Umgangssprachen nebeneinander in Gebrauch waren, findet sich im Altertum in der Provinz Germanien, dem späteren Deutschland, eine Durchmischung von Namen: Griechische und lateinische Namen stehen mühelos parallel nebeneinander, ohne sich gegenseitig zu verdrängen. Das war so natürlich, dass sogar das alte fränkische Geschlecht der Merowinger (5. bis 8. Jahrhundert) seinen Kindern neben lateinischen auch griechische Namen gab, obwohl doch gerade in der Spätantike Namen Aussagen über ethnische Zugehörigkeit waren. Das zeigt sich etwa dadurch, dass sich zum Beispiel der fränkische Königshof nach dem Zusammenbruch des weströmischen Reiches (Mitte des 5. Jahrhunderts) den neuen Herrschaftsverhältnissen anpasste, indem er seinen Nachkommen fränkische, also germanische, Namen gab, die dann auch bald der Adel übernahm. Jetzt passte es nicht mehr zum neu erwachten ethnischen Selbstbewusstsein, romanische Namen zu verwenden.

Germanische Ursprünge

Die frühen germanischen Namen sind in der Regel zweigliedrig und bezeichnen entweder Eigenschaften, die man sich für das Neugeborene wünscht,

oder sie nehmen Bezug auf die psychischen und physischen Eigenschaften des Namensträgers: So bezeichnet etwa der Name Bernhard die Stärke eines Bären (bero = Bär und harti = stark), Rüdiger den ruhmvollen Speerkämpfer (hruod = Ruhm und ger = Speer) oder Friedrich den Friedensreichen (fridu = Friede und rihhi = reich). Generell sind diese Namen mit dem täglichen Leben verbunden, das vorwiegend mit Krieg, Kampf, Macht und Besitz zu tun hat. Männer sollen sich im Kampf bewähren, dadurch Ruhm und Ehre erwerben und Kraft und Stärke zeigen. Diese erwünschten Eigenschaften werden entweder direkt im Namen formuliert oder durch Tiernamen ausgedrückt. Frauennamen werden sehr häufig aus den männlichen Varianten abgeleitet oder weisen schützende oder rettende Elemente auf.
Unsere heute als deutsch bezeichneten Namen gehen meist auf diese Herkunft zurück und stammen in der Regel aus der zweiten Hälfte des ersten Jahrtausends. Weil in unserem Raum die schriftliche Überlieferung hauptsächlich erst im 9. Jahrhundert beginnt, richten sich die ursprünglich germanischen Namen in ihrer Schreibweise nach dem in dieser Zeit üblichen Althochdeutschen.

Christliche Ursprünge

Bis zur Karolingerzeit, also ab etwa der Mitte des 8. Jahrhunderts, findet sich bei uns noch eine bunte Mischung von Namen verschiedener Herkunft, christliche Namen sind noch ausgesprochen selten. Doch dann werden mit der zunehmenden Christianisierung Namen aus dem Alten Testament (wie zum Beispiel Aaron, Adam, Daniel, David oder Elias) sowie die Namen der Evangelisten oder Apostel und frühen Christen aus dem Neuen Testament (etwa Johannes, Markus, Simon oder Stephanus) vor allem bei Männern sehr beliebt, ohne dabei allerdings die germanisch-fränkischen Namen zu verdrängen. Christlich geprägte Namen für Frauen finden sich in dieser Zeit hingegen nur vereinzelt.
Es entwickelt sich jetzt die Tendenz, Kinder nach Fürsten zu benennen: Konrad, Heinrich, Richard, Ulrich, Wilhelm oder Mathilde sind beispielsweise sehr beliebt. Die bunte Vielfalt der Namen geht aus diesem Grund verloren.

Mit der zweiten Christianisierungswelle in unserem Sprachraum ab dem späten 12. Jahrhundert wird es üblich, seine Kinder nach Heiligen zu benennen. Germanische Namen treten in den Hintergrund. Zwar hat es die Benennung nach Heiligennamen schon früher gegeben, doch da hatten diese Namen eher Vorbildfunktion. Jetzt – in Zeiten von Seuchen und sozialen Notsituationen – steht die Schutzvorstellung des Namenspatrons im Vordergrund, und so gibt es eine Gruppe von sogenannten 14 Nothelfern, nach denen Kinder häufig benannt werden. Dazu zählen unter anderem Barbara, Blasius, Christophorus, Erasmus, Georg, Katharina, Margarete oder Veit. Auch Jakob oder Elisabeth, zwei Wallfahrtsheilige, sind zu dieser Zeit sehr beliebte Namen.

Viele dieser Namen werden allerdings an den germanischen Sprach- und Intonationsgebrauch angepasst: Da dem Germanischen die Betonung auf der ersten Silbe eher gemäß ist, wird aus Johannes Hans, aus Magdalena Lene oder aus Matthias Thies. Die Betonung auf der zweiten oder gar dritten Silbe hingegen, wie es im Griechischen oder Lateinischen üblich ist, ist dem Germanischen eher fremd.

Beinamen und Familiennamen

Die Konzentration auf wenige Namen und die zunehmende Bevölkerungszahl in den Städten des ausgehenden Mittelalters führt dazu, dass immer mehr Menschen denselben Namen tragen. Um die verschiedenen Personen besser voneinander unterscheiden zu können, geht man dazu über, vereinzelten Personen Beinamen zu geben. Diese Beinamen sind die Vorläufer unserer heutigen Familiennamen. Sie beziehen sich in der Regel auf den Beruf der betreffenden Person oder auf eine Funktion in der Verwaltung und wurden zunächst nicht vererbt. Diese Entwicklung beginnt erst etwas später und zwar vor allem in den Städten. Um Besitz zu vererben und verschiedene Personen als Mitglieder einer Familie auszuweisen, verwendete man dann geeignete Beinamen als Familiennamen. Diese wurden aus Rufnamen, Herkunftsbezeichnungen, Wohnstättenbezeichnungen, Berufsbezeichnungen oder Spitznamen abgeleitet.

Wiederentdeckung antiker Namen

An der Wende vom Mittelalter zur Neuzeit stehen also christliche Vornamen neben unchristlichen, auch die Namensgebung nach Helden aus der Antike ist sehr beliebt, weil in der Renaissance die klassischen Mythen wieder modern werden. Diese mögliche Gleichstellung von griechischen und lateinischen Helden mit den christlichen Heiligen missfällt zwar der katholischen Kirche, doch erst nach dem Trienter Konzil 1563 fordert sie ausdrücklich, dass gottesfürchtige Eltern ihren Kindern Heiligennamen geben sollen.

Doppelnamen

Um einen Heiligennamen zu vergeben und der damaligen Tendenz Rechnung zu tragen, sein Kind nach einem Verwandten zu benennen, beginnt man, zwei Namen auszuwählen. Mit der Doppelnamigkeit sollen aber auch vielfach benutzte und beliebte Vornamen wie etwa Hans und Karl oder Maria und Anna individualisiert werden. So kommt es oftmals zu Namen wie Johann Sebastian oder Anna Magdalena. Im Laufe der Zeit wurden diese beiden Namen mit einem Bindestrich verbunden und noch etwas später sogar zu einem einzigen Namen zusammengezogen.

Reformation und Pietismus

In der Mitte des 16. Jahrhunderts hatte in Deutschland die Reformation aber bereits mit der Heiligenverehrung gebrochen. Man besann sich hier auf die Bibel zurück und so sind Abraham, Benjamin, Elias oder auch Tobias als Namen wieder gefragt.
Im 16. und 17. Jahrhundert reagierte der Pietismus, eine protestantische Glaubensrichtung, mit einer Rückbesinnung auf Luther und eine unmittelbare, gefühlsmäßige Frömmigkeit. Ihre Gottergebenheit und ihren auf das Jenseits gerichteten Blick drückten die Pietisten, die in Deutschland vor allem um Halle, in Westfalen und in Württemberg ansässig waren, durch wörtliche Übertragungen alt- und neutestamentlicher Personennamen aus dem Hebräischen oder Griechischen ins Deutsche aus. So entsteht zum Beispiel aus Timotheus Fürchtegott, aus Elischa Gotthilf oder aus Theophilos Gottlieb. Gleichzeitig schufen sie an Gotteserfurcht und Endlichkeit erinnernde Neuprägungen wie Ehrenfried, Ehregott, Friedlieb, Gotthelf, Leberecht, Glaubrecht oder Traugott. Erdmann und Erdmute gehören ebenfalls zu den pietistischen Neuformen: Man bezeichnete mit Erdmute die nach dem Tod eines Mädchens nachgeborene Schwester, um sie der Erde zu verbinden.

Namen im erwachenden Bürgertum

Ende des 18. Jahrhunderts kommt man langsam davon ab, seine Kinder nach den Schutzheiligen oder Namenspatronen zu benennen. Stattdessen wählt man Namen, die mit dem neuen Geist der Aufklärung in Verbindung gebracht werden können oder aus der Literatur stammen. Vornamen aus Werken von Shakespeare, Goethe, Klopstock oder Schiller wie zum Beispiel Arnold, Edgar, Felix, Hildegard oder Ottilie sind Ausdruck des neuen bürgerlichen Selbstverständnisses und wieder sehr beliebt, eine Rückbesinnung auf die Vielfalt altdeutscher Namen in unserem Kulturkreis ist augenfällig. Gleichzeitig bürgern sich aber auch ausländische Namen wie Arthur, Elaine, Vivian, Henriette, Jeanette, Charlotte, Emil, Eduard, Louis, Eleonora, Laura oder Guido ein.

Namen als Ausdruck nationaler Identität

Im 19. Jahrhundert werden nordische Namen immer beliebter: Jetzt findet man vielfach Namen wie Helga, Ingrid oder Ingeborg und bei den Männern Knut oder Gustav. Auch slawische Namen wie Olga oder Ludmilla kommen auf, vor allem dann, wenn russische Fürstinnen in deutsche Herrschaftshäuser einheiraten.
Mit der wiederbelebten Begeisterung für »alte« Namen kommt in der Namensgebung zunehmend nationale Gesinnung zum Ausdruck, mit der schon im Kaiserreich und später missbräuchlich bei den Nationalsozialisten Propaganda gemacht wurde. Die überlieferten christlichen Namen kamen überregional vor und waren infolgedessen zum Ausdruck nationaler Identität ungeeignet. So griff man wieder verstärkt auf ältere Namensschichten zurück oder benannte seine Kinder nach Herrschern, Feldherren oder Politikern.

Namen in der Moderne

Seit Anfang des 20. Jahrhunderts gibt es in der Namensgebung zwei gegenläufige Tendenzen: Einerseits wirken alte Namenstraditionen nach, andererseits reagiert man auf sich immer rascher vollziehende Wandlungsprozesse und das Bedürfnis nach Modernität und Eigenwilligkeit. Jetzt erst setzt sich der Trend des vorangegangenen Jahrhunderts, Kinder nach literarischen Vorbildern zu benennen, richtig durch, stehen aber auch biblische Namen und Heiligennamen sowohl für Jungen als auch für Mädchen wieder hoch im Kurs.
So greift man etwa nach dem Ende des Zweiten Weltkriegs – wohl aus dem Wunsch, seine Vergangenheit möglichst schnell zu vergessen – zunächst wieder verstärkt auf biblische Namen zurück und solche, die vor 1938 beliebt waren. Erst ab Mitte der 1950er Jahre kommt, inspiriert von vielen Reisen und Veränderungen, erneut eine große Vielfalt in die Na-

mensgebung: Jetzt sind skandinavische und aus dem Mittelmeerraum stammende Namen bzw. deren Abwandlungen beliebt.

Einfluss der Medien

Ab den 1960er Jahren werden die Medien und ihre Stars zu einer Fundgrube für neue Namen, ein Trend, der bis zum Ende des 20. Jahrhunderts andauert. Der Einfluss von Popmusik, Kino und Fernsehen nimmt erheblich zu. So steht jetzt fast flächendeckend ein Fernsehgerät in deutschen Haushalten, und die Zahl gesendeter deutscher Filme nimmt gegenüber ausländischen – und hier speziell gegenüber englischen und amerikanischen – Filmen deutlich ab. Werden Anfang der 1960er Jahre noch rund 50 Prozent deutsche Filme gezeigt, so sind es Anfang der 1980er Jahre nur noch etwa 10 Prozent. Popmusik verbreitet sich ebenfalls rasend schnell. Filme und Musik aus England oder Amerika werden immer beliebter, es findet eine regelrechte Verwestlichung statt, die sich auch in der Wahl der Vornamen niederschlägt. So steht zu vermuten, dass der sprunghafte Anstieg des Namens Kevin ab den 1990er Jahren dem Kinohit »Kevin allein zu Haus« oder auch dem beliebten Schauspieler Kevin Kostner geschuldet ist. Generell ist eine Internationalisierung zu beobachten: Namen aus anderen Ländern und Kulturkreisen wie etwa Celine, Justin oder Jessica sind sehr beliebt. Außerdem ist man um Exklusivität bemüht: Das besondere Kind soll einen ganz besonderen Namen bekommen, etwa Linnea, Fiete, Emilian oder Oke. Oder man unterstreicht das Besondere durch eine besondere Schreibweise. Und ab der Mitte der 1980er Jahren greift man auch wieder zu jüdischen Namen wie beispielsweise David oder Sarah.
Ende des 20. Jahrhunderts haben knapp zwei Drittel aller Vornamen weder einen christlichen noch einen deutschen Hintergrund.

Sonderfall ehemalige DDR?

Es ist ein weit verbreitetes Vorurteil, dass Kinder in der ehemaligen DDR in größerem Maße als in Westdeutschland exotische Vornamen tragen – als typische Beispiele werden vor allem der Jungenname Maik mit ai genannt, aber auch Ronny, Sandro, Mario, Henry, Marco, René und André, bei den Mädchen Sandy, Mandy, Doreen, Kathleen, Cindy und Sandy. In den 1980er sollen Ronny und Nancy, nach dem amerikanischen Präsidenten Ronald Reagan und seiner Frau Nancy, stille Formen des Protests gewesen sein. Zwar stimmt es, dass ungewöhnlichere Vornamen den Reiz der großen Welt vermittelten und dass Maik fast ausschließlich in der ehemaligen DDR vergeben wurde, aber die Dominanz dieser Vornamen ist eine – wenn auch gern geglaubte – Legende. Tatsächlich zeigen die Hitlisten, dass auch in Ostdeutschland traditionelle Vornamen am populärsten waren – etwa Maria, Lisa und Laura bei den Mädchen und Maximilian, Lukas und Philipp bei den Jungen. Und obwohl zahlreiche russische Worte in die DDR-Umgangssprache einflossen (etwa die Datsche), spielen russische oder slawische Vornamen – mit Ausnahme von Jana – kaum eine Rolle. Vielmehr orientierte man sich auch hier in der Namensgebung eher am Westen, den man sich durch das Fernsehen ins Haus holte.

In jüngster Zeit

In den letzten Jahren ist nun ein Trend zu alten Vornamen zu beobachten: Namen wie Anna, Leonie, Maria oder Emily und Lukas, Paul, Maximilian oder David sind im Kommen. Eine Rückbesinnung auf alte Namen ist unverkennbar. Die Namen unserer Urgroßeltern sind wieder sehr beliebt. Vielleicht entspringt das dem Wunsche vieler Eltern, ihren Kindern besondere, seltene Namen zu geben, vielleicht versuchen sie damit aber auch an Werte anzuknüpfen, die wieder nachgefragt sind. Oder vielleicht sollen sie auch Ausdruck von Stabilität und Kontinuität in unserer schnelllebigen Zeit sein. Sicher gefallen diese Namen auch einfach nur, weil sie schön klingen oder einfach zu schreiben sind.

Namensgebung in Deutschland

Mit Ausnahme einer Namensgebung im Zuge einer Adoption oder im Rahmen des Transsexuellenrechts ist in Deutschland die Vornamensgebung gesetzlich nicht geregelt.
Der Beamte, in dessen Bezirk ein Kind geboren wird, ist für die Beurkundung der Geburt zuständig und entscheidet, wie viele Vornamen für das Kind zugelassen werden. In der Regel sind vier bis maximal fünf Vornamen problemlos möglich. Innerhalb einer Woche muss dem zuständigen Beamten eine Geburt mündlich angezeigt und dabei ein Vorname verbindlich festgelegt werden.
Dabei gilt es aber einige Richtlinien zu beachten:

Richtlinien für Vornamen

- Der Vorname muss als Vorname erkennbar sein und eindeutig weiblich oder männlich sein. Lässt er einen Zweifel am Geschlecht aufkommen, muss ein weiterer Name hinzugefügt werden, der das Geschlecht eindeutig macht. Will man sein Kind also etwa Kai oder Eike nennen, ist man verpflichtet, zu diesem geschlechtsneutralen Namen noch mindestens einen zweiten Namen eintragen zu lassen, der das Geschlecht des Kindes klärt. Ausnahme von der Regel: Maria ist als Zweitname auch für Jungen zulässig.

- Der Vorname muss innerhalb eines Monats nach der Geburt bestimmt werden und kann rechtlich nicht als einzigartig geschützt werden.

- Es dürfen mehrere Vornamen zu einem verbunden werden und auch Doppelnamen mit Bindestrich sind erlaubt, die – einmal im Geburtseintrag so verzeichnet – auch in allen amtlichen Dokumenten mit Bindestrich geschrieben werden müssen. Wenn das Kind mehrere Namen bekommt, muss ein Rufname festgelegt werden, mit dem der neue Erdenbürger gerufen werden soll. Diesen Rufnamen kann man unabhängig von der Reihenfolge der Namen bestimmen, und er ist auch nicht unabänderlich festgelegt. Das Kind hat später die Möglichkeit, aus den standesamtlich eingetragenen Namen seinen Rufnamen auszuwählen.

- Der Vorname darf kein Orts-, Familien- oder Markenname sein (mit Ausnahme etablierter Namen). Namen wie Audi oder Siemens etwa sind verboten, Persil oder Sunil hingegen wurden schon von Standesbeamten ins Geburtenregister eingetragen.

- Der Vorname darf dem Kindeswohl nicht schaden: Er darf es nicht lächerlich machen oder eine Verbindung zu Negativem herstellen. So sind beispielsweise Namen wie Herzerl oder Pummelchen nicht erlaubt, und auch negativ behaftete Namen aus der Bibel wie Kain, Satan oder Judas dürfen nicht verwendet werden. Nicht zugelassen in Deutschland sind auch Christus oder Jesus, obwohl beide Namen in Spanien oder Griechenland weit verbreitet sind.

Männliche Vornamen

A

Aaron Nebenform: Aron, Herkunft: aus dem Hebräischen, Bedeutung: der Erleuchtete, Namenstag: 1. Juli

Abbe Nebenform: Abbo, ostfriesische Kurzform von Namen mit Adal-

Abel Nebenform: Abilo, Herkunft: aus dem Hebräischen, Bedeutung: Hauch, Wind, Vergänglichkeit, Namenstag: 5. August

Abraham Herkunft: aus dem Hebräischen, Bedeutung: erhabener Vater, Vater der Menge oder Haus, Wind, Namenstag: 9. Oktober

Absalom Nebenform: Absalon, Kurzform: Axel, Herkunft: aus dem Hebräischen, Bedeutung: Vater des Friedens

Achaz Nebenform: Achatz, Herkunft: aus dem Hebräischen, Bedeutung: der Herr besitzt, gut

Achim Kurzform von ☞Joachim

Adalbero Nebenform: Albero, Herkunft: aus dem Althochdeutschen, Bedeutung: adal = edel und bero = Bär, Namenstag: 6. Oktober

Adalbert Nebenformen: Adalbrecht, Adelbert, Kurzformen: Albrecht, Albert, Herkunft: aus dem Althochdeutschen, Bedeutung: adal = edel und beraht = glänzend, Namenstag: 23. April

Adalbrand Nebenformen: Adelbrand, Albrand, Alebrand, Herkunft: aus dem Althochdeutschen, Bedeutung: adal = edel, vornehm und brand = Schwert

Adalbrecht Nebenform von ☞Adalbert

Adalfried Kurzform: Alfried, Herkunft: aus dem Althochdeutschen, Bedeutung: adal = edel, vornehm und fridu = Friede

Adalhard Nebenformen: Adalhart, Adelhard, Herkunft: aus dem Althochdeutschen, Bedeutung: adal = edel und harti = hart, stark, Namenstag: 2. Januar

Adalmann Nebenform: Adelmann, Herkunft: aus dem Althochdeutschen, Bedeutung: adal = edel und man = Mann

Adalrich Nebenformen: Adelrich, Allrich, Herkunft: aus dem Althochdeutschen, Bedeutung: adal = edel und rihhi = reich, mächtig, Namenstag: 28. September

Adalwin Nebenform: Adelwin, Kurzform: Alwin, Herkunft: aus dem Althochdeutschen, Bedeutung: adal = edel und wini = Freund

Adam Nebenform: Adamo, Herkunft: aus dem Hebräischen, Bedeutung: Mensch aus (roter) Erde, der Erdgeborene, der von Gott Geschaffene, Namenstag: 24. Dezember

♂

... wie der erste Mensch
In der Bibel ist Adam der erste Mensch, aus Lehm geformt, in den Gott seinen Odem bläst. Doch in der Mythologie der Völker der Welt gibt es noch zahllose weitere »erste Menschen«: Bei den Maori auf Neuseeland heißt er Tiki, auf den Marquesas Tu Mea. Auch im griechischen Mythos entspringt Pelasgos dem Boden, und der erste Mensch der germanischen Sage stammt wahlweise aus eine Esche oder wird von der Ur-Kuh Audumbla aus einem Salzstein herausgeleckt – sein Name ist Bure. Der erste Mensch der Hindus wiederum ist Manu, und bei den iranischen Parsen schuf der Gott Ahura Mazda den Gayomart.

Adelbrecht Form von ☞Adalbrecht
Adolf Nebenformen: Adolph, Adolphe, Adolfo, Herkunft: aus dem Althochdeutschen, Bedeutung: adal = edel und wolf = Wolf, edler Wolf, Namenstag: 11. Januar
Adrian Nebenformen: Adriaan, Adrien, Adrianus, Andrijan, Herkunft: aus dem Lateinischen, Bedeutung: der aus Atri an der Adria Stammende, Namenstag: 9. Januar
Age friesische Kurzform von Namen mit Age-
Ägidius Nebenformen: Ägid, Egidius, Kurzformen: Till, Gidi, Herkunft: aus dem Griechischen, Bedeutung: Schild des Zeus oder Schildträger, Schirmherr, Namenstag: 1. September
Agilo Kurzform von Namen mit Agil-
Agimar Nebenform: Agimo, Herkunft: aus dem Althochdeutschen, Bedeutung: Schwert und berühmt
Aginald Herkunft: aus dem Althochdeutschen, Bedeutung: Schwert und walten
Aginolf Herkunft: aus dem Althochdeutschen, Bedeutung: Schwert und Wolf
Ainers friesische Form von ☞Andreas
Alarich Herkunft: aus dem Althochdeutschen, Bedeutung: alah = Heiligtum und rihhi = mächtig, reich
Alban Herkunft: aus dem Lateinischen, Bedeutung: nach der Stadt Alba in Italien benannt, Namenstag: 21. Juni
Alberich Herkunft: aus dem Althochdeutschen, Bedeutung: alb = Naturgeist und rihhi = reich, mächtig, Namenstag: 26. Januar
Albert Kurzform von ☞Adalbert, Namenstag: 15. November
Albin Nebenform von ☞Alwin, Namenstag: 1. März

♂

Albo Kurzform von Namen mit Alb-

Albrecht Kurzform von ☞Adalbrecht

Albwin Nebenform: Albuin, Kurzform: Alwin, Herkunft: aus dem Althochdeutschen, Bedeutung: alb = Naturgeist und wini = Freund, Namenstag: 5. Februar

Alex Kurzform von ☞Alexander

Alexander Nebenformen: Aleksander, Alessandro, Lex, Xander, Kurzformen: Alex, Alec, Herkunft: aus dem Griechischen, Bedeutung: alexein = abwehren und andros = Mann, der wehrhafte Mann, Namenstag: 3. Mai

»Die großen Fische fressen die kleinen.«
Alexander der Große, der bedeutende Griechenkönig, der im 4. Jahrhundert vor Christus die ganze damals bekannte Welt eroberte, soll die Taucherglocke erfunden haben. Er habe ein riesiges Fass aus Glas anfertigen lassen, so berichtet ein Alexanderroman aus dem Mittelalter, und sich damit in die Tiefen des Meeres hinab begeben. Drei Tage brauchte ein Seeungeheuer, um an ihm vorbeizuschwimmen. Wieder an der Oberfläche, fasste Alexander seine Erkenntnisse als Meeresforscher kurz und prägnant in einem einzigen Satz zusammen: »Die großen Fische fressen die kleinen.«

Alfons Nebenformen: Alphons, Alonso, Herkunft: aus dem Althochdeutschen, Bedeutung: adal = edel und fons = bereit, bereitwillig, Namenstag: 1. August

Alfred Kurzformen: Alf, Fred, Herkunft: aus dem Altenglischen, Bedeutung: alf = Elf, Naturgeist und read = Rat, Ratgeber mit Hilfe der Alfen, Namenstag: 28. Oktober

Alfried Kurzform von ☞Adalfried

Alkmar Herkunft: aus dem Althochdeutschen, Bedeutung: alah = Heiligtum und mari = berühmt

Alkuin Nebenform: Alkwin, Herkunft: aus dem Althochdeutschen, Bedeutung: alah = Heiligtum und wini = Freund

Allan Nebenformen: Allen, Alan, Alain, Herkunft: aus dem Keltischen, Bedeutung: der Friede, Namenstag: 14. Oktober

Alois Nebenformen: Aloisius, Aloys, Luigi, Herkunft: aus dem Althochdeutschen, Bedeutung: sehr klug, weise, Namenstag: 21. Juni

Alon Nebenformen: Allon, Elon, Herkunft: aus dem Hebräischen, Bedeutung: die Eiche

Altman Nebenformen: Altmann, Aldeman, Herkunft: aus dem Alt-

Der Göttergünstling
»Wen die Götter lieben, den rufen sie früh zu sich«, das sagten schon die alten Römer. Amadeus heißt Gottlieb, und viele Freunde der Klassik sind überzeugt, dass Gott ihn geliebt haben muss, den Wolfgang Amadeus Mozart, der all diese unsterblichen Melodien schrieb. Dieser Ansicht war auch E.T.A. Hoffmann, der deutsche Dichter der Romantik, der Mozart so sehr verehrte, dass er seinen Vornamen Ernst Theodor Wilhelm in Ernst Theodor Amadeus änderte: aus E.T.W. wurde so E.T.A. Hoffmann. Und Mozart starb tatsächlich jung, er wurde nicht einmal 36 Jahre alt.

hochdeutschen, Bedeutung: alda = erfahren und man = Mann

Alto westfriesische Kurzform von ☞Altmann oder Form von Aldo

Alwin Nebenformen: Alvin, Albin, Kurzform von ☞Adalwin und ☞Albwin

Amadeus Nebenformen: Amadeo, Gottlieb, Herkunft: aus dem Lateinischen, Bedeutung: amare = lieben und deus = Gott, Gottes Freund, Namenstag: 30. März

Amalbert Herkunft: aus dem Althochdeutschen, Bedeutung: tapfer und glänzend

Amandus Nebenform: Amand, Kurzform: Mandus, Herkunft: aus dem Lateinischen, Bedeutung: liebenswerte Person, Namenstag: 6. Februar

Amatus Herkunft: aus dem Lateinischen, Bedeutung: der Geliebte, Namenstag: 13. September

Ambrosius Nebenformen: Ambrosio, Ambros, Ambroise, Ambrose, Herkunft: aus dem Griechischen, Bedeutung: göttlich, unsterblich, Namenstag: 7. Dezember

Amin Herkunft: aus dem Griechischen, Bedeutung: die Wahrheit

Amon Nebenform: Ammon, Herkunft: aus dem Hebräischen, Bedeutung: ägyptischer Gott Amun

Amos Herkunft: aus dem Hebräischen, Bedeutung: der Rüstige, der Beladene, der von Gott Getragene

Anastasius Nebenform: Anastas, Herkunft: aus dem Griechischen, Bedeutung: anastasis = die Auferstehung

Andreas Nebenformen: Andrei, Andor, Anders, András, André, Kurzform: Andy, Herkunft: aus dem Griechischen, Bedeutung: andreios = der Tapfere, der Mannhafte, Namenstag: 30. November

Angelikus Herkunft: aus dem Griechisch-Lateinischen, Bedeutung: der Engelsgleiche

Angelus Nebenformen: Angelo, Angelico, Angelino, Herkunft: aus dem Griechisch-Lateinischen, Bedeutung: angelus = Bote Gottes, Engel

Anno Herkunft: aus dem Westfriesischen, Bedeutung: der Adler, Namenstag: 4. Dezember

Ansbert Herkunft: aus dem Germanischen und Althochdeutschen, Bedeutung: ans = Gott und beraht = glänzend

Anselm Herkunft: aus dem Germanischen und Althochdeutschen, Bedeutung: ans = Gott und helm = Helm, Namenstag: 21. April

Ansgar Herkunft: aus dem Germanischen und Althochdeutschen, Bedeutung: ans = Gott und ger = Speer, Namenstag: 3. Februar

Anton Nebenformen: Antonius, Antonio, Antoine, Anthony, Kurzformen: Toni, Tony, Tonio, Herkunft: aus dem Lateinischen, Bedeutung: (vom römischen Adelsnamen Antonier abgeleitet) der Unschätzbare, Namenstage: 17. Januar, 13. Juni

Arden Herkunft: aus dem Lateinischen, Bedeutung: brennen

Arend Nebenform: Arent, Form von ☞Arnold

Arian niederländische Kurzform von ☞Adrian

Aribert französische Form von ☞Herbert

Nationalheld wider Willen
Armin der Cherusker, ein römischer Offizier germanischer Herkunft, fiel von seinen Herren ab, als diese sein Volk besteuern wollten, obwohl die Cherusker außerhalb des Reichs ansässig waren. Er lockte den römischen Feldherrn Varus im Jahre 9 nach Christus in einen Hinterhalt und vernichtete dessen Legionen – in der berühmten Schlacht am Teutoburger Wald. Nationaler Überschwang deutschte Arminius zu Hermann ein (obwohl beide Namen unterschiedliche Ursprünge haben) und hat ihm als Held der Deutschen ein Denkmal bei Detmold errichtet – obwohl sicher ist, dass Arminius sich nicht als Germane oder gar Deutscher empfand.

Arko Nebenform: Arke, westfriesische Kurzform von Namen mit Arn-

Arlo Herkunft: aus dem Altenglischen, Bedeutung: befestigter Hügel

Armin Nebenform: Arnim, Kurzform von latinisierter Form Arminius, Herkunft: aus dem Germanischen, Bedeutung: ermin = Erde, Welt, allumfassend, Namenstag: 2. Juni

Arnaldo Kurzform von Arnhold (☞Arnold)

A

♂

Arndt Nebenformen: Arnd, Arnt, norddeutsche Kurzform von ☞Arnold

Arnfried Herkunft: aus dem Althochdeutschen, Bedeutung: arn = Adler und fridu = Friede

Arne schwedisch-dänische Form von ☞Arnold, Namenstag: 18. Juli

Arno Kurzform von Namen mit Arn-, Herkunft: aus dem Althochdeutschen, Bedeutung: arn = Adler, Namenstag: 13. Juli

Arnold Nebenformen: Arnhold, Arnolt, Arend, Arendt, Arnaldo, Arne, Kurzformen: Arndt, Arnd, Arno, Anno, Herkunft: aus dem Althochdeutschen, Bedeutung: arn = Adler und waltan = herrschen, kühner Herrscher, Namenstage: 15. Januar, 1. Mai

Arnulf Herkunft: aus dem Althochdeutschen, Bedeutung: arn = Adler und wolf = Wolf, Namenstag: 18. Juli

Arthur Nebenform: Artur, Herkunft: aus dem Keltischen, Bedeutung: Bär, Namenstag: 1. November

Arwed Nebenformen: Arved, Arvid, Herkunft: aus dem Nordischen, Bedeutung: Adler, Holz

Asmus Kurzform von ☞Erasmus

Athanasius lateinische Form von Athanasios, Herkunft: aus dem Griechischen, Bedeutung: der Unsterbliche

August Nebenformen: Augustus, Augustin, Augustinus, Herkunft: aus dem Lateinischen, Bedeutung: der Erhabene, Namenstag: 28. August

Augustin Nebenform von ☞August

Aurelius Nebenformen: Aurel, Aurelian, Aurelianus, Herkunft: aus dem Lateinischen, Bedeutung: aureus = golden oder aus dem römischen Geschlecht der Aurelier stammend

Austen niederdeutsche Kurzform von ☞Augustin

Axel skandinavische Kurzform von ☞Absalom, Herkunft: aus dem Schwedischen, Bedeutung: Vater des Friedens, Namenstag: 21. März

Azzo westfriesische Kurzform von Namen mit Adal-

B

Bahne Nebenform: Bane, Herkunft: aus dem Friesischen, Bedeutung: der Bann

Baldemar Nebenform: Baldomar, Herkunft: aus dem Althochdeutschen, Bedeutung: baldo = kühn und mari = berühmt

Baldfried Nebenform: Baltfried, Herkunft: aus dem Althochdeutschen, Bedeutung: baldo = kühn und fridu = Friede

Baldo Kurzform von Namen mit Bald-, Herkunft: aus dem Althochdeutschen, Bedeutung: kühn

Baldram Nebenform von ☞Baltram

Balduin Nebenform: Baldwin, Kurzform: Balko, Herkunft: aus dem Althochdeutschen, Bedeutung: baldo = mutig und wini = Freund, Namenstag: 21. August

Baldur Nebenform: Balder, Herkunft: aus dem Nordischen, Bedeutung: Gott des Lichts, Namenstag: 27. Februar

Balko Kurzform von ☞Balduin

Balte niederländische Kurzform von ☞Balthasar

Balthasar Nebenformen: Balthassar, Baldus, Herkunft: aus dem Hebräischen, Bedeutung: Gott schütze sein Leben, Namenstag: 6. Januar

Baltram Nebenform: Baldram, Herkunft: aus dem Althochdeutschen, Bedeutung: baldo = mutig, kühn und hraban = Rabe

Baptist Nebenformen: Baptiste, Battist, Battista, Herkunft: aus dem Griechischen, Bedeutung: der Täufer

Bardo Kurzform von ☞Bardolf

Bardolf Kurzform: Bardo, Herkunft: aus dem Althochdeutschen, Bedeutung: barta = kleine Axt und wolf = Wolf

Barnabas Herkunft: aus dem Aramäischen, Bedeutung: Sohn des Zuspruchs, Namenstag: 11. Juni

Bartholomäus Kurzformen: Barthel, Mees, Meus, Herkunft: aus dem Aramäischen, Bedeutung: Sohn des Tolmai, Namenstag: 24. August

Baruch Herkunft: aus dem Hebräischen, Bedeutung: der Gesegnete

Basilius Nebenformen: Basileo, Basil, Herkunft: aus dem Griechischen, Bedeutung: basileus = König, Namenstag: 14. Juni

Bastian Nebenformen: Bast, Bastel, Kurzform von ☞Sebastian

Beatus Kurzform: Beat, Herkunft: aus dem Lateinischen, Bedeutung: der Glückselige, Namenstag: 9. Mai

Ben Kurzform von ☞Benjamin, Namenstag: 31. März

Benedikt Nebenformen: Benediktus, Benedict, Benito, Kurzformen: Beni, Benno, Herkunft: aus dem Lateinischen, Bedeutung: bene = gut und dicere = sprechen, der Gesegnete, Namenstag: 11. Juli

Bengt schwedische Form von ☞Benedikt

Benjamin Nebenform: Benjamino, Kurzform: Ben, Benny, Herkunft: aus dem Hebräischen, Bedeutung: Sohn meiner Rechten oder Glückssohn, Namenstag: 19. Dezember

Benno Kurzform von Namen mit Bern- und von ☞Benedikt, Namenstag: 16. Juni

Bent dänische Form von ☞Benedikt

Berend niederdeutsche Form von ☞Bernhard

♂

Nesthäkchen in Gefahr
Die Bibel erzählt, dass Josef, der Lieblingssohn des Patriarchen Jakob, von seinen neidischen Brüdern in die Sklaverei verkauft wird. Doch er macht Karriere und steigt in Ägypten bis zum Wesir des Pharaos auf. Jahre vergehen, und es herrscht eine schlimme Hungersnot in Kanaan. Da kommen Josefs Brüder als Bittsteller ins Land der Pyramiden, und Josef, den sie nicht wiedererkennen, schenkt ihnen reichlich Getreide – aber er verbirgt einen kostbaren Becher im Getreidesack von Benjamin, dem jüngsten seiner Brüder, und lässt ihn daraufhin verhaften. Doch die Brüder lassen Benjamin nicht im Stich, lieber wollen sie selbst zu Sklaven werden. Deshalb verzeiht ihnen Josef, beschenkt sie – und führt die Erzählung zum Happy end.

Berengar Herkunft: aus dem Althochdeutschen, Bedeutung: Bär und Speer

Bernd Nebenform: Bernt, Kurzform von ☞Bernhard, Namenstag: 24. Januar

Bernhard Nebenformen: Bernhardt, Bernhart, Bernard, Bernardo, Kurzformen: Benno, Berno, Bernd, Bernie, Herkunft: aus dem Althochdeutschen, Bedeutung: bero = Bär und harti = hart, stark, stark wie ein Bär, der Bärenstarke, Namenstag: 20. August

Berno Kurzform von ☞Bernhard, Namenstag: 14. Januar

Bernold Nebenformen: Bernald, Bernwald, Herkunft: aus dem Althochdeutschen, Bedeutung: Bär und herrschen, Namenstag: 19. Juli

Bernulf Herkunft: aus dem Althochdeutschen, Bedeutung: Bär und Wolf

Bert Kurzform von Namen mit Bert- oder -bert, Herkunft: aus dem Althochdeutschen, Bedeutung: hell, Namenstag: 7. November

Berthold Nebenformen: Bertold, Bertolt, Kurzform: Berti, Herkunft: aus dem Althochdeutschen, Bedeutung: beraht = glänzend und waltan = herrschen, Namenstag: 27. Juli

Bertram Nebenformen: Bartram, Bertran, Herkunft: aus dem Althochdeutschen, Bedeutung: beraht = glänzend und hraban = Rabe

Bertrand Herkunft: aus dem Althochdeutschen, Bedeutung: beraht = glänzend und Schild, Namenstag: 6. Juni

Bertwin Herkunft: aus dem Althochdeutschen, Bedeutung: beraht = glänzend und wini = Freund

Birger Herkunft: aus dem Skandinavischen, Bedeutung: der Schützer

♂

Björn Nebenformen: Bjarne, Bjørn, Herkunft: aus dem Norwegischen, Bedeutung: der Bär, Namenstag: 15. Juli

Blasius Herkunft: aus dem Griechischen, Bedeutung: der Königliche, Namenstag: 3. Februar

Bodmar Nebenformen: Bodomar, Botmar, Kurzform: Bodo, Herkunft: aus dem Althochdeutschen, Bedeutung: Bote, Gebieter und groß

Bodo Kurzform von ☞Bodmar, Namenstag: 2. Februar

Bonifatius Nebenformen: Bonifacius, Bonifaz, Herkunft: aus dem Lateinischen, Bedeutung: bonus = gut und fatum = Schicksal, Namenstag: 5. Juni

Boris russische Kurzform von Borislaw, Bedeutung: Kampf, Ruhm, der Kämpfer, Namenstag: 2. Mai

Bosco Kurzform von ☞Burkhard

Botho Nebenform: Boto, Kurzform von Namen mit Bod-

Brandolf Herkunft: aus dem Althochdeutschen, Bedeutung: Waffe, Schwert und Wolf

Brunhard Herkunft: aus dem Althochdeutschen, Bedeutung: braun und hart

Bruno Herkunft: aus dem Althochdeutschen, Bedeutung: braun, der Bär, Namenstage: 10. Februar, 6. Oktober

Burkhard Nebenformen: Burghard, Burkhart, Borchard, Bosso, Busse, Herkunft: aus dem Althochdeutschen, Bedeutung: burg = Schutz, Zuflucht und harti = hart, stark, Namenstag: 14. Oktober

Busse Nebenform: Busso, niederdeutsche Form von ☞Burkhard

C

Caesar Nebenformen: Cäsar, Cesar, Herkunft: aus dem Lateinischen, Bedeutung: Beiname für römisches Geschlecht, Namenstag: 27. August

Caleb Herkunft: aus dem Hebräischen, Bedeutung: mutig

Callistus Herkunft: aus dem Lateinischen, Bedeutung: der Schönste

Camill Nebenformen: Camillus, Camillo, Herkunft: aus dem Lateinischen, Bedeutung: ehrbarer Junge, Namenstag: 14. Juli

Candidus Herkunft: aus dem Lateinischen, Bedeutung: der Reine, der Glänzende

Carl Nebenform von ☞Karl

Carsten Nebenform: Karsten, niederdeutsche Form von ☞Christian, Namenstag: 4. Dezember

Casimir Nebenform von ☞Kasimir

Caspar Nebenform: Kaspar, Herkunft: aus dem Persischen, Bedeutung: der Schatzmeister, Namenstag: 6. Januar

♂

Cedric Nebenform: Cerdic, Herkunft: aus dem Englischen, Bedeutung: vermutlich von Cerdic abgeleitet, dem Gründer des westsächsischen Königreichs

Chlodwig Form von ☞Ludwig, Herkunft: aus dem Althochdeutschen

Christian Nebenformen: Christinus, Carsten, Karstan, Kersten, Kristian, Herkunft: aus dem Griechisch-Lateinischen, Bedeutung: der Gesalbte, Anhänger von Christus, Namenstage: 21. März, 3. Dezember

Christoph Nebenformen: Christopherus, Christopher, Christoff, Christof, Kurzform: Chris, Herkunft: aus dem Griechischen, Bedeutung: chrestos = Christus und pherein = tragen, der Träger Christi, Namenstag: 24. Juli

Claudius Nebenformen: Klaudius, Claudio, Herkunft: aus dem Lateinischen, Bedeutung: der Hinkende oder aus dem römischen Geschlecht der Claudier stammend, Namenstag: 15. Februar

Claus Nebenform: Klaus, Form von ☞Nikolaus

Clemens Nebenform: Clement, Herkunft: aus dem Lateinischen, Bedeutung: der Sanftmütige, der Milde, Namenstag: 23. November

Cölestin Nebenformen: Zölestin, Zölestinus, Célestin, Herkunft: aus dem Lateinischen, Bedeutung: himmlisch, Namenstage: 6. April, 19. Mai

Conrad Kurzformen: Conni, Connie, Conny, Herkunft: aus dem Althochdeutschen, Bedeutung: tapfer

Constantin Herkunft: aus dem Lateinischen, Bedeutung: der Standhafte

Corbinian Nebenform: Korbinian, Herkunft: aus dem Keltischen, Bedeutung: Streitwagenfahrer

Cornelius Nebenformen: Kornelius, Cornelio, Kurzformen: Cornel, Cornelis, Niels, Nils, Herkunft: aus dem Lateinischen, Bedeutung: aus dem römischen Geschlecht der

Caspar, Melchior, Balthasar
Der Evangelist Matthäus schildert, wie Magier aus dem Morgenland (vermutlich Astrologen aus Persien) das Jesuskind besuchen und dem zukünftigen König Weihrauch, Myrrhe und Gold als Geschenke bringen. Die Sage machte aus dieser Erzählung die Geschichte von den heiligen drei Königen Caspar, Melchior und Balthasar. Diese Namen sind jedoch nur die volkstümliche Deutung der Abkürzung CMB (Christus mansionem benedicat = Christus segne dieses Haus), ein katholischer Haussegen.

Cornelier stammend, Namenstag: 16. September

Cosmas Herkunft: aus dem Griechischen, Bedeutung: kosmos = die Ordnung

Crispin Nebenform: Crispinus, Herkunft: aus dem Lateinischen, Bedeutung: kraushaarig, Namenstag: 25. Oktober

Curt Nebenform: Curd, Form von ☞Konrad

Cyrill Nebenformen: Cyrillus, Kyrill, Kyrillus, Herkunft: aus dem Griechischen, Bedeutung: kyrios = Herr, Namenstage: 14. Februar, 18. März

D

Dagobert Kurzformen: Dag, Dabbert, Herkunft: aus dem Althochdeutschen, Bedeutung: dago = gut und beraht = glänzend, Namenstag: 23. Dezember

Dagomar Herkunft: aus dem Althochdeutschen, Bedeutung: dago = gut und mari = berühmt

Damian Nebenformen: Damiano, Damien, Herkunft: aus dem Griechischen, Bedeutung: bändigen, Namenstag: 15. April

Daniel Nebenformen: Danilo, Danco, Danos, Kurzformen: Dan, Danny, Herkunft: aus dem Hebräischen, Bedeutung: Gott ist mein Richter, Namenstag: 21. Juli

Dankmar Nebenform: Thankmar, Herkunft: aus dem Althochdeutschen, Bedeutung: Gnade und Lohn

Dankrad Herkunft: aus dem Althochdeutschen, Bedeutung: Gnade und Lohn

Darius Nebenform: Dario, Herkunft: aus dem Altpersischen und Griechisch-Lateinischen, Bedeutung: bezwingen, der Mächtige

David Nebenformen: Davide, Dave, Herkunft: aus dem Hebräischen, Bedeutung: der Liebling, der Geliebte, Namenstag: 29. Dezember

Degenhard Nebenform: Deinhard, Herkunft: aus dem Althochdeutschen, Bedeutung: Held, Krieger und hart, Namenstag: 12. September

Deik Form von Namen mit Diet-

Delbert Herkunft: aus dem Althochdeutschen, Bedeutung: glänzend

Demetrius Herkunft: aus dem Lateinischen, Bedeutung: der Göttin Demeter geweiht, Sohn der Göttin Demeter

Denis Nebenform: Dennis, Herkunft: aus dem Griechisch-Lateinischen, Bedeutung: dem Gott Dionysos geweiht, Namenstag: 26. Februar

Desiderius Herkunft: aus dem Lateinischen, Bedeutung: der Erwünschte, Namenstag: 23. Mai

In der Höhle des Löwen
Der jüdische Prophet Daniel war nach Babylon verschleppt worden und stieg dort unter dem babylonischen König Nebukadnezar, später unter dessen Nachfolgern Belsazar und dem Perserkönig Darius zu einem hohen Beamten auf. Doch Neider verleumdeten ihn, und so ließ Darius Daniel in eine Grube mit Löwen sperren. Als der König aber am nächsten Tag wiederkam, saß Daniel noch quicklebendig und unverletzt unter den Raubtieren. Daraufhin anerkannte Darius die jüdische Religion. Doch das war nicht das einzige Wunder, das man sich im Zusammenhang mit Daniel erzählt: Er sagte auch die Zukunft voraus und erschlug einen Drachen.

Detlef Nebenform: Detlev, niederdeutsche Form von Dietleib, Bedeutung: Volk und Sohn des Volkes, Namenstag: 28. Februar

Dettmar niederdeutsche Form von ☞Dietmar

Dewald niederdeutsche Kurzform von ☞Dietwald

Diederich Nebenform: Diederick, niederdeutsch-niederländische Form von ☞Dietrich

Dietbald Nebenformen: Diebald, Diepolt, Dietbold, Herkunft: aus dem Althochdeutschen, Bedeutung: diot = Volk und baldo = mutig, kühn

Dietbert Herkunft: aus dem Althochdeutschen, Bedeutung: diot = Volk und beraht = glänzend

Dieter Nebenform: Diether, Herkunft: aus dem Althochdeutschen, Bedeutung: diot = Volk, hari = Heer

Dietfried Herkunft: aus dem Althochdeutschen, Bedeutung: diot = Volk und fridu = Friede

Dietger Herkunft: aus dem Althochdeutschen, Bedeutung: Speer

Diethard Herkunft: aus dem Althochdeutschen, Bedeutung: stark, hart, Namenstag: 10. September

Diethelm Herkunft: aus dem Althochdeutschen, Bedeutung: Helm, Schutz

Dietmar Nebenformen: Dittmar, Ditmar, Herkunft: aus dem Althochdeutschen, Bedeutung: diot = Volk und mari = berühmt, Namenstage: 5. März, 17. Mai

Dietmut Nebenform: Diemut, Herkunft: aus dem Althochdeutschen, Bedeutung: diot = Volk und muot = Sinn, Geist

Dietrich Nebenformen: Diederich, Diedrich, Derek, Thiery, Tillmann, Kurzformen: Dirk, Tilo, Herkunft: aus dem Althochdeutschen, Bedeutung: diot = Volk und rihhi = reich, mächtig, Namenstag: 2. Februar

Dietwald Herkunft: aus dem Althochdeutschen, Bedeutung: diot = Vok und wart = Hüter, Schützer

Dietz Form von ☞Dietrich

Dirk Kurzform von ☞Dietrich oder ☞Diederich

Dominik Form von ☞Dominikus, Namenstag: 9. März

Dominikus Nebenformen: Dominik, Domenik, Domenico, Domingo, Herkunft: aus dem Lateinischen, Bedeutung: dem Herrn zugehörig, Namenstag: 4. August

Vom äußersten Norden Britanniens in die ganze Welt
Donald, auf Gälisch Domhnall, ist ein typisch schottischer Vorname. Der Clan McDonald besteht aus den Nachkommen des ursprünglich norwegischen Herrschers Donald, der der erste »Herr der Inseln«, also Häuptling der Hebriden, war. Die Sippe ist einer der größten schottischen Clans überhaupt. Die berühmte Entenhausener Familie Duck wanderte ursprünglich aus Schottland nach Amerika aus, und so passt es gut, dass ihr bekanntester Sohn Donald heißt.

Donald Kurzform: Don, Herkunft: aus dem Keltischen, Bedeutung: dumno = Welt und valos = Herrscher, Herrscher der Welt

Donatus Nebenformen: Donato, Donatello, Herkunft: aus dem Lateinischen, Bedeutung: der Geschenkte, Namenstag: 7. August

E

Eberhard Nebenformen: Everhard, Eberhart, Kurzformen: Ebert, Ebbo, Eppo, Herkunft: aus dem Althochdeutschen, Bedeutung: stark wie ein Eber, Namenstag: 22. Juni

Eckehard Nebenformen: Ekkehard, Eckehart, Eckhart, Eckert, Herkunft: aus dem Althochdeutschen, Bedeutung: ekka = Schneide und harti = stark, der Schwertstarke, Namenstag: 28. Juni

Edgar Nebenform: Edgard, Kurzformen: Ed, Eddy, Herkunft: aus dem Altenglischen, Bedeutung: ead = Erbgut und gar = Speer, der sein Eigentum mit dem Speer beschützt, Namenstag: 8. Juli

Edmund Nebenformen: Otmund, Edmond, Herkunft: aus dem Altenglischen, Bedeutung: ead = Besitz und munt = Schutz, Schützer des Eigentums, Namenstag: 20. November

Eduard Nebenformen: Edward, Edvard, Kurzform: Ed, Herkunft: aus dem Altenglischen, Bedeutung: ead = Besitz und weard = Schützer, Namenstag: 13. Oktober

Edward englische Form von ☞Eduard, Namenstag: 18. März

Edwin Nebenform: Otwin, Herkunft: aus dem Altenglischen und Althochdeutschen, Bedeutung: ead = Besitz und wini = Freund, der seinen Besitz liebt, Namenstag: 4. Oktober

Edzard friesische Kurzform von ☞Eckehard

Egbert Nebenformen: Eckbert, Egbrecht, Ekbrecht, Form von Agilbert, Herkunft: aus dem Althochdeutschen, Bedeutung: egga = Schwertschneide und beraht = glänzend, Namenstag: 24. April

Egilmar Herkunft: aus dem Althochdeutschen, Bedeutung: agal = Spitze, Schwertspitze und wart = Schützer, Hüter

Eginald Herkunft: aus dem Althochdeutschen, Bedeutung: egga = Schwertschneide und waltan = herrschen, walten

Egmund Nebenform: Egmont, Herkunft: aus dem Althochdeutschen, Bedeutung: egga = Schwertschneide und munt = Schutz

Egon Kurzform von Namen mit Egin-, Namenstag: 15. Juli

Ehrenfried Nebenform: Arnfried, Herkunft: aus dem Althochdeutschen, Bedeutung: Ehre und fridu = Friede

Eibo friesische Kurzform von Namen mit Eg-

Eike friesische Kurzform von ☞Eckehard, Namenstag: 20. Dezember

Eilhard Herkunft: aus dem Althochdeutschen, Bedeutung: Schwert und hart

Eilmar Herkunft: aus dem Althochdeutschen, Bedeutung: Schwert und berühmt

Eleasar Nebenform: Eleazar, Herkunft: aus dem Hebräischen, Bedeutung: Gott hilft

Elgar Nebenform: Elger, Herkunft: aus dem Althochdeutschen, Bedeutung: edel und Speer

Elias Nebenform: Elia, Herkunft: aus dem Hebräischen, Bedeutung: El ist mein Gott, Namenstag: 12. April

Elieser Herkunft: aus dem Hebräischen, Bedeutung: Gott ist Hilfe

Eligius Herkunft: aus dem Lateinischen, Bedeutung: auserwählt

Elkmar Form von ☞Egilmar

Elmar Nebenformen: Elmer, Elimar, Elmo, Herkunft: aus dem Althochdeutschen, Bedeutung: berühmte Schwertspitze oder edel und berühmt, Namenstag: 22. März

Emanuel Nebenformen: Immanuel, Emmanuel, Kurzform: Manuel, Herkunft: aus dem Hebräischen, Bedeutung: Gott mit uns

Emeram Nebenformen: Emmeram, Emmeran, Herkunft: aus dem Althochdeutschen, Bedeutung: Amal- = auf den germanischen Stamm der Amaler bezogen und hraban = Rabe, Namenstag: 22. September

Emil Nebenformen: Emilio, Émile, Emilian, Milan, Herkunft: aus dem Lateinischen, Bedeutung: von dem altrömischen Geschlechternamen Aemilius abgeleitet, Namenstag: 10. März

Emmerich Form von Amalrich, Nebenform: Emerich, Kurzformen: Emmo, Emo, Herkunft: aus dem Althochdeutschen, Bedeutung: Amal = auf den germanischen Stamm der Amaler bezogen und rihhi = reich, Namenstag: 4. November

Enders niederdeutsche Form von ☞Andreas

Endrik Nebenform von ☞Heinrich

Engelbert Nebenform: Engelbrecht, Kurzform: Bert, Herkunft: aus dem Althochdeutschen, Bedeutung: angil = der Angle (Volksstamm) und beraht = glänzend, Namenstag: 7. November

Engelhard Herkunft: aus dem Althochdeutschen, Bedeutung: stark und hart

Engelmar Herkunft: aus dem Althochdeutschen, Bedeutung: berühmt

Enno friesische Kurzform von Einhard (Einhard: Herkunft: aus dem Althochdeutschen, Bedeutung: agal = Spitze, Schwertspitze und harti = hart, stark)

Enoch Herkunft: aus dem Hebräischen, Bedeutung: der Eingeweihte

Ephraim Nebenformen: Efraim, Efrem, Jefrem, Herkunft: aus dem Hebräischen, Bedeutung: Doppelerbe, doppelt fruchtbar, Namenstag: 9. Juni

Erasmus Herkunft: aus dem Griechischen, Bedeutung: liebeswürdig, Namenstag: 2. Juni

Erfried Herkunft: aus dem Althochdeutschen, Bedeutung: Auszeichnung, Ehre

Erhard Nebenform: Erhart, Herkunft: aus dem Althochdeutschen, Bedeutung: der durch Ehren Starke, Namenstag: 8. Januar

Eric skandinavische und englische Form von ☞Erich

Erich Nebenformen: Eric, Erik, Herkunft: aus dem Althochdeutschen, Bedeutung: era = Ehre und rihhi = reich, mächtig, der allein Mächtige, Namenstage: 18. Mai, 10. Juli

Erik dänische und schwedische Form von ☞Erich

Erko Kurzform von Namen mit Erken-

Erland Nebenform: Erlandus, Herkunft: aus dem Nordischen,

Der Erfinder des Altgriechischen von heute
Erasmus von Rotterdam, eigentlich Gerhard Gerhards (1469 bis 1536), war ein universell gelehrter Augustinermönch. Er bildete sich auf Wanderungen durch Frankreich, England, Holland und Italien, war ein starker Kritiker der Kirche und lehnte zugleich Luthers Reformation ab. Liberal und tolerant in seiner Gesinnung, wurde er zum Inbegriff des Humanismus, der Lehre von der Würde und dem Recht des Individuums. Als Wissenschaftler gab er außerdem die Bibeledition heraus, die Luther übersetzte, und als Sprachforscher legte er die Aussprache des Altgriechischen, und hier vor allem die Betonung, verbindlich fest. – An seine Vorgaben halten sich noch heute alle Wissenschaftler weltweit.

Bedeutung: Ehre, Heer oder Edelmann und kühn

Ermin Kurzform von Erminfried (☞Irmfried)

Ermo Kurzform von Namen mit Erm-

Ernst Nebenformen: Ernesto, Ernest, Herkunft: aus dem Althochdeutschen, Bedeutung: Ernst, Eifer, Entschlossenheit, entschlossener Kämpfer, Namenstage: 13. Juli, 7. November

Erwin Nebenform: Herwin, Kurzform von Eberwin, Herkunft: aus dem Althochdeutschen, Bedeutung: heri = Heer und wini = Freund, der Kriegsfreund, Namenstage: 25. April, 29. Mai

Esmond Herkunft: aus dem Altenglischen, Bedeutung: est = Schönheit und munt = Schutz

Esra Nebenform: Ezra, Herkunft: aus dem Hebräischen, Bedeutung: Hilfe

Etzel abgeleitet vom Hunnenkönig Attila (Väterchen)

Eugen Nebenformen: Eugenio, Eugéne, Herkunft: aus dem Griechischen, Bedeutung: eu = gut und genos = Geburt, Abstammung, der Wohlgeborene, Namenstag: 13. Juli

Euphemius Nebenform: Eufemio, Herkunft: aus dem Griechisch-Lateinischen, Bedeutung: eu = gut und pheme = Ruf, in gutem Ruf stehend

Ewald Herkunft: aus dem Althochdeutschen, Bedeutung: Recht und Hüter, Namenstag: 3. Oktober

Ewert niederdeutsche Kurzform von Everhard (☞Eberhard)

Ezechiel Nebenformen: Hesekiel, Jesekiel, Herkunft: aus dem Hebräischen, Bedeutung: Gott macht stark, Namenstag: 10. April

F

Fabian Nebenformen: Fabius, Fabianus, Fabiano, Fabio, Herkunft: aus dem Lateinischen, aus dem römischen Geschlecht der Fabier stammend oder der Bohnenzüchter, Namenstag: 20. Januar

Fabricius Herkunft: aus dem Lateinischen, Bedeutung: von dem römischen Geschlechtername Farbricius abgeleitet

Falk Nebenformen: Falko, Falco, Herkunft: aus dem Althochdeutschen, Bedeutung: Falke

Falkmar Herkunft: aus dem Althochdeutschen, Bedeutung: Falke

Falko Nebenform von ☞Falk, Namenstag: 20. Februar

Farald Nebenformen: Faralt, Farolt, Farold, Herkunft: aus dem Althochdeutschen, Bedeutung: faran = fahren, reisen und waltan = walten, herrschen

Fasold Herkunft: aus dem Althochdeutschen, Bedeutung: fest, sicher

Fastrad Herkunft: aus dem Althochdeutschen, Bedeutung: fest, sicher

Faustus Nebenformen: Fausto, Faustino, Faustinus, Kurzform: Faust, Herkunft: aus dem Lateinischen, Bedeutung: Glücksbringer, günstig

Felix Herkunft: aus dem Lateinischen, Bedeutung: der Glückliche, der Erfolgreiche, Namenstage: 31. Mai, 20. November

Felizian Nebenform von ☞Felix

Ferdinand Nebenform: Ferdinando, Fernando, Fernandez, Kurzformen: Ferd, Ferdi, Ferdo, Nanno, Herkunft: aus dem Germanischen, Bedeutung: fridu = Friede, Schutz und nanth = kühn, Namenstage: 30. Mai, 5. Juni

Ferfried Nebenform: Farfried, Herkunft: aus dem Althochdeutschen, Bedeutung: faran = fahren, reisen und fridu = Friede

Fermund Nebenform: Farmund, Herkunft: aus dem Althochdeutschen, Bedeutung: faran = reisen, fahren und munt = Schutz

Festus Herkunft: aus dem Lateinischen, Bedeutung: der Fröhliche

Fidelius Nebenformen: Fidelis, Fidelio, Kurzform: Fidel, Herkunft: aus dem Lateinischen, Bedeutung: der Treue, Namenstag: 24. April

Fiete niederdeutsche Form von ☞Friedrich

Filibert Nebenformen: Filiberto, Philibert, Herkunft: aus dem Althochdeutschen, Bedeutung: filu = viel und beraht = glänzend

Finn Nebenform: Fynn, Herkunft: aus dem Nordischen, Bedeutung: Angehöriger des finnischen Volkes, oder: Herkunft: aus dem Irischen, Bedeutung: weiß, hell

♂

Firmin Herkunft: aus dem Lateinischen, Bedeutung: zuverlässig, sicher, Namenstag: 7. Juli

Flavius Nebenform: Flavio, Herkunft: aus dem Lateinischen, Bedeutung: der Hellblonde

Florens Nebenform: Florenz, Herkunft: aus dem Lateinischen, Bedeutung: der Blühende

Florentin Nebenform: Florentinus, Weiterbildung von ☞Florens

Florian Nebenform: Florianus, Floris, Kurzform: Flori, Florin, Weiterbildung von ☞Florus, Herkunft aus dem Lateinischen, Bedeutung: der Blühende, Namenstag: 4. Mai

Floribert Neubildung aus Florianus (☞Florian) und Namen auf -bert, Namenstag: 25. April

Florin Kurzform von ☞Florian, Namenstag: 17. November

Florus Kurzform von Florianus (☞Florian)

Flynn Herkunft: aus dem Gälischen, Bedeutung: Sohn eines Rothaarigen

Focke friesische Kurzform von Namen mit Volk-, Folk-

Folke friesische Kurzform von Namen mit Folk-

Franek Herkunft: aus dem Lateinischen, Bedeutung: der Franke, der Franzose

Frank Nebenform: Franko, Herkunft: aus dem Althochdeutschen, Bedeutung: frei, der Franke, Namenstag: 2. April

Franz Kurzform von ☞Franziskus, Namenstage: 2. April, 4. Oktober

Franziskus Nebenformen: Franciscus, Francois, Francesco, Francis, Kurzform: Franz, Franjo, Franco, Herkunft: aus dem Lateinischen, Bedeutung: der Franke, der kleine Franzose, Namenstag: 4. Oktober

Heiliger der Feuerwehr
Der römische Beamte Florian, geboren in Cannabiaca, dem heutigen Zeiselmauer in Oberösterreich, wurde unter dem Kaiser Diokletian von dem römischen Statthalter Aquilinus hingerichtet, weil er sich weigerte, die heidnischen Götter anzubeten: Mit einem Mühlstein um den Hals wurde er in den Fluss Enns geworfen und ertrank. Doch Florian war ein heiliger Mann: Schon als Kind hatte er, nur mit einem winzigen Wasserkübel, einen großen Hausbrand gelöscht und später einen Köhler vor dem Verbrennen gerettet. Deshalb ist St. Florian, der durch das Wasser starb, noch heute Schutzpatron der Feuerwehr, heißen Feuerwehrmänner Floriansjünger.

F

Fred englische Kurzform von Namen mit -fred

Frederic Nebenform: Frédéric, englische Form von ☞Friedrich

Freimund Herkunft: aus dem Althochdeutschen, Bedeutung: frei und munt = Schutz

Fridericus lateinische Form von ☞Friedrich

Frido Kurzform von ☞Fridolin und ☞Friedrich

Fridolin Nebenform: Friedolin, Verkleinerungsform von ☞Friedrich, Namenstag: 6. März

Friedbert Nebenform: Friedebert, Herkunft: aus dem Althochdeutschen, Bedeutung: fridu = Friede und beraht = glänzend

Friedemann Nebenform: Friedmann, Herkunft: aus dem Althochdeutschen, Bedeutung: fridu = Friede und man = Mann

Friedemar Nebenform: Friedmar, Herkunft: aus dem Althochdeutschen, Bedeutung: fridu = Friede und mari = berühmt

Frieder Nebenform: Frider, Kurzform von ☞Friedrich

Friedger Herkunft: aus dem Althochdeutschen, Bedeutung: fridu = Friede und ger = Speer

Friedhard Herkunft: aus dem Althochdeutschen, Bedeutung: fridu = Friede und arti = stark, hart

Friedhelm Herkunft: aus dem Althochdeutschen, Bedeutung: fridu = Friede und helm = Helm, Schutz

Friedolf Herkunft: aus dem Althochdeutschen, Bedeutung: fridu = Friede und wolf = Wolf

Friedrich Nebenformen: Fridericus, Frederic, Federico, Fridolin, Kurzformen: Fritz, Freddy, Herkunft: aus dem Althochdeutschen, Bedeutung:

Das Wunder der Welt
Gemessen an seiner Zeit war die Herrschaft des Stauferkaisers Friedrich II. tatsächlich ein Friedensreich. Erst König von Sizilien, dann auch noch von Deutschland, römischer Kaiser, schließlich König von Jerusalem – eine steile Karriere eines Mannes, den alle nur »stupor mundi«, »das Wunder der Welt« nannten. In seinem Ursprungsreich Sizilien führte Friedrich II. eine moderne Verwaltung ein, und obwohl er Minderheiten unterdrückte, holte er jüdische und arabische Gelehrte an seinen Hof und förderte die Gelehrsamkeit. Er selbst schrieb sogar ein Buch über die Falkenjagd, das eine Art mittelalterlicher Bestseller wurde.

fridu = Friede, rihhi = reich, mächtig, Namenstag: 3. März, 18. Juli

Frieso Nebenform: Friso, Herkunft: alter deutscher Name, Bedeutung: zum Volksstamm der Friesen gehörig

Fritz Kurzform von ☞Friedrich, Namenstag: 29. November

Frodewin Herkunft: aus dem Althochdeutschen, Bedeutung: fruot = klug und wini = Freund

Fulko Kurzform von Namen mit Volk-

Fulvian Herkunft: aus dem Lateinischen, Bedeutung: rotgelb, bräunlich

Fürchtegott pietistische Neubildung aus ☞Timotheus

G

Gabriel Nebenformen: Gabriello, Gabriele, Gabrio, Gabor, Herkunft: aus dem Hebräischen, Bedeutung: Gott ist stark oder Mann Gottes, Namenstage: 27. Februar, 24. März

Gallus Nebenformen: Galli, Gall, Gallo, Hawel, Havel, Herkunft aus dem Irisch-Lateinischen, Bedeutung: der Gallier, Namenstag: 16. Oktober

Gandolf Nebenform: Gandulf, Herkunft: aus dem Altisländischen und dem Althochdeutschen, Bedeutung: gandr = Werwolf und wolf = Wolf, Namenstag: 3. April

Garlef Nebenform: Garlof, Herkunft: aus dem Althochdeutschen, Bedeutung: ger = Speer und leip = Erbe

Garrit friesische Form von ☞Gerhard

Gaudenz Nebenform: Gaudens, Herkunft: aus dem Lateinischen, Bedeutung: sich freuen

Gebhard Kurzformen: Gebert, Geppert, Gebbo, Herkunft: aus dem Althochdeutschen, Bedeutung: geba = Gabe und harti = hart, stark, der Freigiebige, Namenstag: 27. August

Georg Nebenformen: George, Georges, Georgio, Jürgen, Joris, Yorck, Kurzformen: Jörg, Jörn, Schorsch, Herkunft: aus dem Griechischen, Bedeutung: Bauer, Landmann, Namenstag: 23. April

Gerald Nebenformen: Gerwald, Gerold, Kurzform: Gerry, Herkunft: aus dem Althochdeutschen, Bedeutung: ger = Speer und waltan = walten, herrschen, der mit dem Speer herrscht, Namenstag: 6. Oktober

Gerard niederländische Form von ☞Gerhard

Gerbald Nebenform: Gerbold, Herkunft: aus dem Althochdeutschen, Bedeutung: ger = Speer und baldo = mutig, kühn

Gerbert Herkunft: aus dem Althochdeutschen, Bedeutung: ger = Speer und beraht = glänzend

♂

Gerd Nebenform: Gert, Kurzform zu ☞Gerhard, Namenstag: 27. Januar
Gereon Nebenform: Gerion, Herkunft: aus dem Griechisch-Lateinischen, Bedeutung: alternd, Greis, Namenstag: 10. Oktober
Gerfried Herkunft: aus dem Althochdeutschen, Bedeutung: ger = Speer und fridu = Friede, Namenstag: 12. September
Gerhard Nebenformen: Gerhardt, Gerhart, Gérard, Gerardus, Gerardo, Garrard, Kurzformen: Gerko, Gerd, Gerrit, Gard, Jerrit, Herkunft: aus dem Althochdeutschen, Bedeutung: ger = Speer und harti = hart, stark, stark mit dem Speer, Namenstage: 23. April, 24. September
Gerko friesische Kurzform von ☞Gerhard
Gerlach Herkunft: aus dem Althochdeutschen, Bedeutung: ger = Speer und lah = Grenzzeichen
German Kurzform von Germanus, Herkunft: aus dem Lateinischen, Bedeutung: Germane, Namenstag: 28. Mai
Germar Herkunft: aus dem Althochdeutschen, Bedeutung: ger = Speer und mari = berühmt
Gernot Herkunft: aus dem Althochdeutschen, Bedeutung: ger = Speer und not = Bedrängnis, Gefahr, Namenstag: 10. April
Gero Kurzform von Namen mit Ger-, Namenstag: 19. März
Gerold Form von ☞Gerald, Namenstag: 19. April
Gerolf Herkunft: aus dem Althochdeutschen, Bedeutung: ger = Speer und wolf = Wolf
Gerrik Herkunft: aus dem Althochdeutschen, Bedeutung: ger = Speer und rihhi = reich, mächtig
Gerrit friesische Kurzform von ☞Gerhard
Gerson Herkunft: aus dem Hebräischen, Bedeutung: Fremdling
Gervas Nebenform: Gervasius, Herkunft: aus dem Althochdeutschen, Bedeutung: ger = Speer und wahsan = heranwachsen
Gerwig Herkunft: aus dem Althochdeutschen, Bedeutung: ger = Speer und wig = Kampf
Gerwin Herkunft: aus dem Althochdeutschen, Bedeutung: ger = Speer und wini = Freund, Namenstag: 17. April
Gideon Nebenformen: Gidion, Gedeon, Herkunft: aus dem Hebräischen, Bedeutung: der Schneidende, der Zertrümmerer, Namenstag: 2. Oktober
Gilbert Kurzform von ☞Giselbert, Namenstag: 25. Mai
Gildebert Herkunft: aus dem Althochdeutschen, Bedeutung: zahlen und glänzend

Gildebrecht Nebenform von ☞Gildebert

Gildo friesische Form von ☞Gildebrecht

Giselbert Nebenformen: Giselbrecht, Gilbert, Gisbert, Gisbrecht, Herkunft: aus dem Althochdeutschen, Bedeutung: Bestandteil Gisel- ist ungeklärt und glänzend, Namenstag: 20. März

Giselher Herkunft: aus dem Althochdeutschen, Bedeutung: Bestandteil Gisel- ist ungeklärt und Herr, Namenstag: 28. September

Godwin Herkunft: aus dem Althochdeutschen, Bedeutung: got = Gott und wini = Freund

Goliath Nebenform: Goliat, Herkunft: aus dem Hebräischen, Bedeutung: Verbannung

Golo Kurzform von Namen mit God- oder Gott-

Gordian Herkunft: aus dem Lateinischen, Bedeutung: aus Gordium (einer Kleinstadt in Kleinasien) stammend, Namenstag: 10. Mai

Goswin Herkunft: aus dem Althochdeutschen, Bedeutung: gos = Gote und wini = Freund, Namenstag: 14. Juli

Gottfried Nebenform: Gotfrid, Herkunft: aus dem Althochdeutschen, Bedeutung: got = Gott und fridu = Friede, Friedenschaffer durch Gott, Namenstag: 8. November

Ein (fast) unsterblicher Riese

Den erfolgreichen Kampf eines sichtlich Unterlegenen gegen einen scheinbar übermächtigen Gegner symbolisiert seit jeher das Duell des Hirtenjungen David gegen den Philister Goliath. Dieser hatte die Israeliten herausgefordert und verspottet, David aber trat dem hochgerüsteten Hünen ohne schützenden Panzer entgegen.

Im Alten Testament gibt es zwei Versionen dieses berühmten Zweikampfs. Nach dem ersten Buch Samuel bezwingt David, der zukünftige König Israels, den grobschlächtigen Riesen (als seine Größe wird 2,90 Meter angegeben!) mit seiner Schleuder, nach dem zweiten Samuelbuch ist es hingegen der Held Elhanan, der den Goliath besiegt. Man müsste nun annehmen, dass der Philisterriese, wenn nicht unbesiegbar, doch unsterblich gewesen ist, ein rechtes Stehaufmännchen. Doch moderne Forscher gehen davon aus, dass in Wirklichkeit Elhanan den Goliath niederstreckte und die spätere Überlieferung diese Heldentat dann dem verehrten König David zuschrieb.

Gotthilf Nebenform: Gotthelf, Herkunft: aus dem Althochdeutschen, Bedeutung: dem Gott hilft

Gottlieb Nebenform: Gottleib, deutsche Form von Amadeus, Herkunft: aus dem Althochdeutschen, Bedeutung: got = Gott und leip = Erbe

Götz Kurzform von Namen mit Gott-, Namenstag: 8. November

Gratianus Nebenform: Granzian, Herkunft: aus dem Lateinischen, Bedeutung: Anmut und Gunst

Gregor Nebenformen: Grigor, Gregory, Gregorio, Gorius, Joris, Herkunft: aus dem Griechischen, Bedeutung: der Wachsame, Namenstage: 25. Mai, 3. September

Grimbert Herkunft: aus dem Altenglischen und Althochdeutschen, Bedeutung: Maske und glänzend

Guido romanische Form von ☞Wido, Namenstage: 31. März, 12. September

Gundolf Herkunft: aus dem Althochdeutschen, Bedeutung: gund = Kampf und wolf = Wolf

Gunnar skandinavische Form von ☞Günter, Namenstag: 9. Oktober

Günter Nebenformen: Gunter, Günther, Gunar, Gunnar, Gunner, Herkunft: aus dem Althochdeutschen, Bedeutung: gund = Kampf und heri = Heer, der Kampfkrieger, Namenstag: 8. Oktober

Zehn Tage gestohlen

Papst Gregor XIII. (1502 bis 1585) hatte ein ernsthaftes Problem: Die Kalenderdaten seiner Zeit stimmten nicht mehr mit den astronomischen Verhältnissen überein. Weil es zu viele Schalttage gab, ging der Kalender vor – seit der letzten Kalenderreform durch Julius Cäsar hatten sich auf diese Weise schon zehn zusätzliche Tage angesammelt. Gregor strich die Schalttage bei vollen Jahrhunderten, die nicht durch 400 teilbar waren, und schuf damit die Voraussetzung dafür, dass astronomische und kalendarische Zeit wieder übereinstimmten. Doch zuvor mussten noch zehn überzählige Tage gestrichen werden, und so verfügte Gregor, dass im Jahr 1582 auf den 4. Oktober der 15. Oktober folgte – den Menschen wurden zehn Tage »geraubt«. Die Ostkirche machte diese Reform nicht mit, und deshalb fand die berühmte Oktoberrevolution in unserem Kalendermonat November statt. Im evangelischen Deutschland wurde der gregorianische Kalender 1700, in England 1752 und in Schweden 1753 eingeführt.

Gunther ältere Form von ☞Günter, Namenstag: 9. Oktober

Guntram Herkunft: aus dem Althochdeutschen, Bedeutung: gund = Kampf und hraban = Rabe, Namenstag: 28. März

Gustav Nebenformen: Gustaf, Gustavo, Gustavus, Gustave, Kurzform: Gustl, Herkunft: aus dem Altschwedischen, Bedeutung: göt = Bote, Kampf und staf = Stab, Stütze, Stütze im Kampf, Namenstag: 10. März

H

Hadbert Herkunft: aus dem Althochdeutschen, Bedeutung: hadu = Kampf und beraht = glänzend

Hademar Nebenform: Hadamar, Herkunft: aus dem Althochdeutschen, Bedeutung: hadu = Kampf und mari = berühmt

Hadrian Nebenformen: Hadrianus, Adrianus, Herkunft: aus dem Lateinischen, Bedeutung: Bewohner der Stadt Hadrian

Hadwin Nebenform: Hadewin, Herkunft: aus dem Althochdeutschen, Bedeutung: hadu = Kampf und wini = Freund

Hagen Nebenform: Hakon, Kurzformen: Haio, Hajo, Hayo, Kurzform von Haganrich, Herkunft: aus dem Althochdeutschen, Bedeutung: hagan = Einfriedung, Gerichtsstätte

Hannes Kurzform von ☞Johannes

Hanno Kurzform von ☞Johannes

Hans Nebenformen: Johann, Hansi, Hänsel, Hannecke, Kurzform von ☞Johannes, Namenstag: 25. Oktober

Hansdieter Doppelname aus ☞Hans und ☞Dieter

Hansheinz Doppelname aus ☞Hans und ☞Heinz

Hansjoachim Doppelname aus ☞Hans und ☞Joachim

Hansjochen Doppelname aus ☞Hans und ☞Jochen

Hansjörg Doppelname aus ☞Hans und ☞Jörg

Hansjürgen Doppelname aus ☞Hans und ☞Jürgen

Hanspeter Doppelname aus ☞Hans und ☞Peter

Hanswerner Doppelname aus ☞Hans und ☞Werner

Harald Nebenformen: Harold, Herold, Herkunft: aus dem Althochdeutschen, Bedeutung: hari = Heer und waltan = walten, herrschen, der Heer- und Volksführer, Namenstag: 28. Juni

Harbert deutsche und friesische Form von ☞Herbert

Hardi Form von Namen auf -hard

Hariolf Herkunft: aus dem Althochdeutschen, Bedeutung: hari = Heer und wolf = Wolf

♂

Hark friesische Kurzform von Namen mit Har-
Harm friesische Kurzform von ☞Hermann
Hartger Herkunft: aus dem Althochdeutschen, Bedeutung: harti = stark, hart und ger = Speer
Hartlieb Herkunft: aus dem Althochdeutschen, Bedeutung: harti = hart, stark und liob = lieb
Hartmut Nebenformen: Hardmod, Hartmod, Herkunft: aus dem Althochdeutschen, Bedeutung: harti = stark, hart und muot = Mut, Geist, Gesinnung
Hartwig Herkunft: aus dem Althochdeutschen, Bedeutung: harti = hart, stark und wig = Kampf, Namenstag: 14. Juni
Hasso Nebenformen: Hesse, Hesso, Herkunft: aus dem Althochdeutschen, Bedeutung: Hessen
Hauke Nebenform: Hauk, friesische Form von Namen mit Hauk-
Heider Kurzform von ☞Heidrich
Heidrich Nebenform: Heiderich, Herkunft: aus dem Althochdeutschen, Bedeutung: klar und mächtig
Heiko Nebenform: Haiko, niederdeutsch-friesische Koseform von ☞Heinrich, Namenstag: 8. Januar
Heilmar Herkunft: aus dem Althochdeutschen, Bedeutung: heil und mari = berühmt
Heimo Kurzform von Namen mit Heim-, Namenstag: 27. März
Heimrad Herkunft: aus dem Althochdeutschen, Bedeutung: Rat, Ratgeber
Hein niederdeutsche Form von ☞Heinrich
Heiner Kurzform von ☞Heinrich
Heinrich Nebenformen: Heiner, Heini, Hein, Heinz, Heiko, Heino, Henno, Henrik, Hendrik, Henning, Henry, Henri, Harry, Jendrich, Form von Heimerich (Heimat), Herkunft: aus dem Althochdeutschen, Bedeutung: hagan = Einfriedung, Schutz und rihhi = reich, mächtig, Herrscher in seinem Besitz, Namenstage: 19. Januar, 12. April, 13. Juli
Heinz Koseform von ☞Heinrich, Namenstag: 19. Januar
Hektor Nebenform: Hector, Herkunft: aus dem Griechischen, Bedeutung: Schirmer, Herrscher oder festhalten
Helge Nebenformen: Helgo, Oleg, Herkunft: aus dem Skandinavischen, Bedeutung: der Heile, Gesunde
Helmar Herkunft: aus dem Althochdeutschen, Bedeutung: helm = Helm, Schutz und mari = berühmt
Helmold Herkunft: aus dem Althochdeutschen, Bedeutung: helm = Helm, Schutz und waltan = walten, herrschen

Nach 1000 Jahren versöhnt
Hektor, der Sohn des trojanischen Königs Priamos, war ein heldenhafter Kämpfer und einer der furchtbarsten Gegner der Griechen im zehnjährigen Kampf um die Stadt Troja. Schließlich erschlugen ihn die Hellenen, aber rund 1000 Jahre später erklärte ein Orakel der griechischen Stadt Theben, wenn sie Ruhm wünsche, solle sie die Gebeine des Trojers holen und »ihn als Heros ehren«. So brach eine Delegation aus Theben auf, fand das Gerippe des Helden und brachte diese Reliquie zurück nach Hellas – aus dem ehemaligen Feind war auf diese Weise eine Art Schutzpatron geworden!

Helmut Nebenformen: Helmuth, Hellmut, Form von Heilmut, Herkunft: aus dem Althochdeutschen, Bedeutung: helm = Helm, Schutz und muot = Mut, Geist, Gesinnung, mit dem Willen, zu schützen, Namenstag: 29. März

Helwig Herkunft: aus dem Althochdeutschen, Bedeutung: heil und Kampf

Hendrik niederdeutsche Form von ☞Heinrich

Henning Nebenformen: Henricus, Hennig, Henry, Harry, Enrico, Jendrich, Form von ☞Johannes, Herkunft: aus dem Althochdeutschen, Bedeutung: hagan = Einfriedung, Schutz und rihhi = reich, mächtig

Henrik Nebenform: Hinrik, skandinavische und ungarische Form von ☞Heinrich

Herbert Nebenformen: Heribert, Harbert, Herkunft: aus dem Althochdeutschen, Bedeutung: heri = Heer und beraht = glänzend, der beim Heer oder Volk Berühmte, Namenstag: 16. März

Herfried Herkunft: aus dem Althochdeutschen, Bedeutung: heri = Heer und fridu = Schutz, Friede, Namenstag: 8. November

Herger Herkunft: aus dem Althochdeutschen, Bedeutung: heri = Heer und ger = Speer

Heribert Form von ☞Herbert

Herko Nebenform: Herke, niederdeutsche Kurzform von Namen mit Her-

Hermann Nebenformen: Herrmann, Herman, Harman, Hermo, Armando, Herkunft: aus dem Althochdeutschen, Bedeutung: heri = Heer und man = *Mann,* der Kriegsmann, Namenstage: 25. April, 21. Mai

Hermo Form von ☞Hermann

Herold Form von ☞Herwald

♂

Herolf Nebenform: Herlof, Herkunft: aus dem Althochdeutschen, Bedeutung: heri = Heer und wolf = Wolf

Herwald Nebenformen: Herald, Herold, Herkunft: aus dem Althochdeutschen, Bedeutung: heri = Heer und waltan = walten, herrschen

Herwig Herkunft: aus dem Althochdeutschen, Bedeutung: Heer, Namenstag: 5. Oktober

Hieronymus Nebenformen: Jeronimus, Geronimo, Gerome, Jerome, Herkunft: aus dem Griechischen, Bedeutung: hieros = heilig und onoma = Name, heiliger Name, Namenstag: 8. Februar

Hilarius Nebenform: Hilar, Herkunft: aus dem Lateinischen, Bedeutung: froh, Namenstag: 13. Januar

Hildeger Nebenform: Hilger, Herkunft: aus dem Althochdeutschen, Bedeutung: hiltja = Kampf und ger = Speer

Hildemar Nebenform: Hilmar, Herkunft: aus dem Althochdeutschen, Bedeutung: hiltja = Kampf und mari = berühmt

Hilger Form von ☞Hildeger

Hilmar Form von ☞Hildemar, Namenstag: 13. Januar

Hiob Herkunft: aus dem Hebräischen, Bedeutung: Name aus dem Alten Testament: »wo ist mein Vater«

Hippokrates Herkunft: aus dem Griechischen, Bedeutung: hippos = Pferd und kratos = Kraft, Stärke

Hoimar Herkunft: aus dem Althochdeutschen, Bedeutung: hugu = Gedanke, Geist und mari = berühmt

Holger Nebenformen: Holdger, Holge, Herkunft: aus dem Skandinavischen, Bedeutung: holm = Insel und geirr = Speer, treuer Speerkämpfer, Namenstag: 21. Oktober

Holm Herkunft: aus dem Altnordischen, Bedeutung: Insel

Horst Herkunft: aus dem Althochdeutschen, Bedeutung: hurst = Gehölz, Gebüsch, der im Dickicht wohnt oder der Freund des Waldes, Namenstag: 12. Oktober

Hubert Nebenformen: Hubertus, Huprecht, Kurzform: Bert, Kurzform von Hugbert, Herkunft: aus dem Althochdeutschen, Bedeutung: hugu = Gedanke, Verstand und beraht = glänzend, berühmt durch Verstand, Namenstag: 3. November

Hugo Nebenformen: Hugh, Ugo, Kurzform von Namen mit Hug-, Herkunft: aus dem Althochdeutschen, Bedeutung: hugu = Gesinnung, Geist, Sinn, Namenstag: 28. April

Humbert Herkunft: aus dem Althochdeutschen, Bedeutung: huni = junges Tier und beraht = glänzend, Namenstag: 4. März

♂

Hubert und der Hirsch
Hubertus von Lüttich (* um 655 in Toulouse, † 30. 05. 727 in Tervuren, Belgien), war der Bischof von Maastricht und Lüttich. Der Legende nach lag dem Fürsten ursprünglich wenig an der Kirche. Eines Tages aber traf er auf der Jagd auf einen kapitalen Hirsch, der ein Kruzifix zwischen den Geweihstangen trug – Hubertus bekehrte sich und wurde zum frommen Mann. Seither ist er der Schutzpatron der Jäger.

I

Ibo Nebenformen: Ivo, Yves, Herkunft: aus dem Althochdeutschen, Bedeutung: Eibe

Ignatius Nebenformen: Egnatius, Ignaz, Ignatz, Herkunft: aus dem Lateinischen, Bedeutung: ignis = Feuer, der Feurige, Namenstag: 17. Oktober

Ignaz Nebenform von ☞Ignatius

Igor Nebenformen: Ingwar, Ingvar, Herkunft: aus dem Germanischen und Althochdeutschen, Bedeutung: Ingwio = germanischer Stammesgott und heri = Heer

Immanuel Nebenformen: Imanuel, Emmanuel, Emanuel, Kurzformen: Manuel, Nallo, Herkunft: aus dem Hebräischen, Bedeutung: Gott mit uns

Ingmar Nebenformen: Ingemar, Ingomar, Herkunft: aus dem Germanischen und Althochdeutschen, Bedeutung: Ingwio = germanischer Stammesgott und mari = berühmt, Namenstag: 21. Dezember

Ingo Kurzform von Namen mit Ing-, Namenstag: 21. Dezember

Ingolf Herkunft: aus dem Germanischen und Althochdeutschen, Bedeutung: Ingwio = germanischer Stammesgott und wolf = Wolf

Ingram Herkunft: aus dem Germanischen und Althochdeutschen, Bedeutung: Ingwio = germanische Stammesgott und hraban = Rabe

Ingvar Nebenform: Ingward, Herkunft: aus dem Germanischen und Althochdeutschen, Bedeutung: Ingwio = germanischer Stammesgott und Hüter

Innozenz Nebenform: Innocentius, Herkunft: aus dem Lateinischen, Bedeutung: der Unschuldige, Namenstag: 28. Juli

Iram Herkunft: aus dem Hebräischen, Bedeutung: der Wachsame

Irenäus Herkunft: aus dem Griechischen, Bedeutung: eirenaios = der

Friedfertige, der Friedensstifter, Namenstag: 28. Juni

Irmfried Nebenformen: Erminfried, Ermenfried, Herkunft: aus dem Althochdeutschen, Bedeutung: mächtig und Friede, Schutz, Namenstag: 25. September

Irmo Kurzform von Namen mit Irm-

Isaak Nebenform: Isaac, Herkunft: aus dem Hebräischen, Bedeutung: das Lachen Gottes, Namenstag: 25. März

Isai Nebenform: Jesse, Form von ☞Jesaja

Isbert Nebenform: Isenbert, Herkunft: aus dem Althochdeutschen, Bedeutung: Eisen und glänzend

Isger Herkunft: aus dem Althochdeutschen, Bedeutung: Eisen und Speer

Isidor Nebenform: Isidorius, Herkunft: aus dem Griechischen, Bedeutung: isi = Göttin Isis und doron = Geschenk, Namenstag: 4. April

Ismael Nebenform: Ismail, Herkunft: aus dem Hebräischen, Bedeutung: Gott hört

Ismar Herkunft: aus dem Althochdeutschen, Bedeutung: Eisen und berühmt

Ivo Nebenform: Yvon, Herkunft: aus dem Althochdeutschen, Bedeutung: Eibe, Namenstag: 19. Mai

Ivor Herkunft: aus dem Lateinischen, Bedeutung: Elfenbein

J

Jakob Nebenformen: Jacob, James, Jacques, Giacomo, Diego, Herkunft: aus dem Hebräischen, Bedeutung: Gott möge beschützen oder Ferse, Namenstage: 11. Mai, 25. Juli

Jan Nebenform: Janus, friesische und niederländische Kurzform von ☞Johannes, Namenstag: 2. Dezember

Janek polnische Form von ☞Jan

Janis lettische Form von ☞Johannes

Janosch Form von ☞Johannes

Jasper friesische und englische Form von ☞Kaspar

Jens dänische Form von ☞Johannes, Namenstag: 14. September

Jeremias Nebenformen: Jeremy, Jeremia, Herkunft: aus dem Hebräischen, Bedeutung: Gott (Jahwe) verwirft oder Gott (Jahwe) erhöht dich

Jerrit friesische Form von ☞Gerhard

Jesaja Nebenformen: Jesajas, Isaias, Herkunft: aus dem Hebräischen, Bedeutung: Heil Gottes (Jahwes)

Joachim Kurzformen: Jochen, Jochim, Achim, Akim, Herkunft: aus dem Hebräischen, Bedeutung: Gott (Jahwe) richtet dich, Namenstag: 16. August

Jochen Kurzform von ☞Joachim

Joel Herkunft: aus dem Hebräischen, Bedeutung: Jahwe ist Gott

♂

Der wahre Jakob
Heute noch murmeln wir mitunter unzufrieden, etwas sei nicht gerade »der wahre Jakob«. Und diese Redewendung geht zurück auf die Reliquienschwärmerei des Mittelalters. Denn jede Stadt, die eine wertvolle Reliquie hatte, zog große Pilgerströme an und war dementsprechend finanziell erfolgreich. Um wichtige Heiligenknochen gab es ernsthafte Kriege zwischen einzelnen Städten. Besonders hoch angesehen waren Reliquien der Apostel. Aus diesem Grund zeigten viele Städte die »echten Überreste« des heiligen Jakobus, und den Christen stellte sich die Frage, wer wirklich »den wahren Jakob« besaß.

Johann Kurzform von ☞Johannes, Namenstag: 12. Januar

Johannes Kurzformen: Johann, Hans, Hannes, Henning, Jan, Jens, John, Jack, Herkunft: aus dem Hebräischen, Bedeutung: Gott ist gnädig, Gott hat sich erbarmt, Namenstag: 24. Juni, 27. Dezember

John Nebenformen: Johnny, Jack englische und niederdeutsche Form von ☞Johannes, Namenstag: 22. Juni

Jonas Nebenformen: Jona, Jonah, Herkunft: aus dem Hebräischen, Bedeutung: Taube, Namenstag: 21. September

Jonathan Nebenform: Nathan, Herkunft: aus dem Hebräischen, Bedeutung: Gott hat gegeben, das Gottesgeschenk

Jordan Herkunft: aus dem Hebräischen, Bedeutung: herabfließend, Namenstag: 13. Februar

Jörg Nebenform: Jorg, skandinavische Kurzform von ☞Georg

Joris Nebenform: Jooris, niederländische Form von ☞Gregor

Jörn niederdeutsche Kurzform von ☞Jürgen

Josef Nebenformen: Joseph, Giuseppe, Jussuf, Kurzformen: Joe, Jo, Jupp, Sepp, Beppo, Joschka, Herkunft: aus dem Hebräischen, Bedeutung: Gott schenke Vermehrung oder Gott möge geben, Namenstage: 19. März, 1. Mai

Joshua Nebenform: Josua, Herkunft: aus dem Hebräischen, Bedeutung: Gott (Jahwe) hilft

Josias Herkunft: aus dem Hebräischen, Bedeutung: Gott (Jahwe) heilt

Jost Nebenform: Joost, altfranzösische Nebenform von Jodokus, Herkunft: aus dem Keltischen, Bedeutung: der Krieger, Namenstag: 13. Dezember

♂

Julian Nebenformen: Julianus, Julius, Julien, Herkunft: aus dem Lateinischen, Bedeutung: aus dem altrömischen Geschlecht der Julier stammend, dem Jupiter geweiht, Namenstage: 9. Januar, 12. April

Julius Nebenformen: Julian, Julianus, Jules, Herkunft: aus dem Lateinischen, Bedeutung: aus dem altrömischen Geschlecht der Julier stammend, dem Jupiter geweiht, Namenstag: 12. April

Jürgen deutsche Nebenform zu ☞Georg, Namenstag: 23. April

Justus Nebenformen: Justinius, Justinus, Justinianus, Justin, Justinian, Jobst, Herkunft: aus dem Lateinischen, Bedeutung: der Gerechte, Namenstag: 18. Oktober

K

Kai Nebenformen: Kay, Kei, friesische Form von ☞Nikolaus, Herkunft: vermutlich aus dem Keltischen von Kaye, Namenstag: 22. April

Kain Nebenform: Cain, Herkunft: aus dem Hebräischen, Bedeutung: der Erworbene

Kallistus Nebenformen: Kallist, Kallixtus, Calliste, Herkunft: aus dem Griechischen, Bedeutung: kallistos = der Schönste

Karl Nebenformen: Carl, Carlo, Carlos, Carel, Charles, Karol, Kurzformen: Kalle, Charlie, Herkunft: aus dem Althochdeutschen, Bedeutung: der freie Mann, der tüchtiger Mann, der Ehemann, Namenstage: 2. März, 4. November

Karlheinz Nebenform: Karl-Heinz, Doppelname aus ☞Karl und ☞Heinz

Karsten Nebenform: Carsten, niederdeutsche Form von ☞Christian

Kasimir Nebenform: Casimir, Herkunft: aus dem Slawischen, Bedeutung: Friedensstifter, Namenstag: 4. März

Kaspar Nebenformen: Kasper, Caspar, Gaspard, Herkunft: aus dem Persischen, Bedeutung: der Schatzmeister, Namenstag: 28. Dezember

Kastor Nebenform: Castor, Herkunft: aus dem Griechischen, Bedeutung: der Ausgezeichnete

Kenneth Kurzform: Ken, Herkunft: aus dem Keltischen, Bedeutung: hübsch, tüchtig, flink

Keno Nebenform: Kenno, friesische Form von ☞Kunibert und ☞Kuno

Kersten niederdeutsche Form von ☞Christian

Kilian Herkunft: aus dem Keltischen, Bedeutung: der Mann aus der Zelle, der Mönch, Namenstag: 8. Juli

Klaas Nebenform: Klas, niederdeutsche Kurzform von ☞Nikolaus

Synonym für König
Als Karl der Große (742–814) geboren wurde, nannten seine Eltern ihn einfach »freier Mann«. Als er starb, hatte er halb Europa in seinem Frankenreich vereint und galt als der ideale Herrscher. So erhielt er schon zu Lebzeiten den Beinamen »der Große«. Mit seiner Körpergröße hatte das nichts zu tun, obwohl er fast zwei Meter gemessen haben soll. Sein Name wurde in vielen Sprachen bedeutungsgleich mit König: Král auf Tschechisch, Korol auf Russisch und Król auf Polnisch. Wie Caesar zum Kaiser und Zar wurde, so verwandelte sich der Name »Karl« in »König«.

Klaus Nebenform: Claus, Kurzform von ☞Nikolaus, Namenstage: 25. September, 6. Dezember
Klemens Nebenformen: Clemens, Klement, Herkunft: aus dem Lateinischen, Bedeutung: der Milde, der Sanfte, Namenstag: 15. März
Knut Nebenform: Knud, Herkunft: aus dem Althochdeutschen, Bedeutung: chnot = adelig, frei, freimütig, Namenstage: 19. Januar, 10. Juli
Kolman Herkunft: aus dem Lateinischen, Bedeutung: die Taube
Konrad Nebenformen: Conrad, Konradin, Kurzformen: Kuno, Kurt, Conny, Herkunft: aus dem Althochdeutschen, kuoni = kühn, tapfer und rat = Berater, Beratung, der kühne Ratgeber, Namenstage: 21. April, 26. November
Konstantin Nebenformen: Constantin, Constantinus, Herkunft: aus dem Lateinischen, Bedeutung: beständig, standhaft, Namenstag: 11. März
Korbinian Nebenform: Corbinian, Herkunft: aus dem Keltischen, Bedeu-

Hauptstadt der Welt
Der römische Kaiser Flavius Valerius Constantinus, bekannt als Konstantin (272–337), und bald schon »der Große« genannt, ist auch heute noch berühmt für die von ihm neu gegründete und nach ihm benannte Hauptstadt Konstantinopel (heute Istanbul). Allerdings – schon vor der Gründung Konstantinopels hatte Konstantin seine Hauptstadt von Rom fort verlegt, und zwar nach Trier, das damit für kurze Zeit die Hauptstadt der Welt war.

♂

tung: Streitwagenfahrer oder sorgenfrei, Namenstag: 20. November

Kunibert Kurzform: Kurt, Herkunft: aus dem Althochdeutschen, Bedeutung: kunni = Sippe und beraht = glänzend, Namenstag: 12. November

Kuno Kurzform von ☞Konrad, Namenstag: 19. Mai

Kurt Nebenformen: Curt, Curd, Kurzform von ☞Konrad und ☞Kunibert, Namenstag: 4. April

L

Lambert Nebenformen: Lampert, Lambrecht, Herkunft: aus dem Althochdeutschen, Bedeutung: lant = Land; beraht = glänzend, Namenstag: 17. September

Lamprecht Nebenformen: Lampert, Lambrecht, Lando, Herkunft: aus dem Althochdeutschen, Bedeutung: lant = Land und beraht = glänzend

Landolf Nebenform: Landulf, Herkunft: aus dem Althochdeutschen, lant = Land und wolf = Wolf

Lars Nebenform: Lasse, schwedische Form von Laurentius (☞Laurenz), Namenstag: 10. August

Laurenz Nebenformen: Laurentius, Lorenz, Lorenzo, Lars, Lasse, Herkunft: aus dem Lateinischen, Bedeutung: Mann aus Laurentium oder mit Lorbeer ausgezeichnet, Namenstag: 10. August

Laurids dänische Kurzform von Laurentius (☞Laurenz)

Laurin Herkunft: aus dem Lateinischen, Bedeutung: mit Lorbeer versehen

Lazarus Herkunft: aus dem Hebräischen, Bedeutung: Gott hilft, Namenstag: 17. Dezember

Leander Nebenformen: Leandros, Leandro, Herkunft: aus dem Griechischen, Bedeutung: laos = Volk und andros = Mann, der Mann aus dem Volk, Namenstag: 12. März

Leif Herkunft: aus dem Norwegischen, Bedeutung: Erbe, Namenstag: 3. März

Lennart Nebenform: Lennard, schwedische Kurzform von ☞Leonhard

Leo Kurzform von ☞Leonhard oder ☞Leopold oder Herkunft: aus dem Lateinischen, Bedeutung: der Löwe, Namenstag: 19. April

Leon Kurzform von ☞Leonhard

Leonhard Nebenformen: Leonard, Leonardo, Lennart, Kurzformen: Leo, Leon, Herkunft: aus dem Althochdeutschen, Bedeutung: liut = Leute, Volk und harti = hart, stark, Namenstag: 6. November

Leonidas Nebenform: Leonid, Herkunft: aus dem Griechischen, Bedeu-

Kleiner König Gernegroß
Als der Herrscher der Etsch seine wunderschöne Tochter Similde zu vermählen gedachte, lud er alle Könige der Gegend ein – nur den Zwergenkönig Laurin nicht, der in den Bergen in einem prachtvollen unterirdischen Palast über sein Volk herrschte. Sein besonderer Stolz war ein wunderschöner Rosengarten. Laurin besaß eine Tarnkappe. Die setzte er auf und wohnte so unerkannt den Wettkämpfen um Similde bei. Er verliebte sich in sie und entführte die Prinzessin. Der Recke Dietrich von Bern verfolgte Laurin mit seinen Männern und stellte ihn im Rosengarten. Und obwohl der findige Laurin seinen Zaubergürtel trug, der ihn mächtig machte, war Dietrich stärker als er. So stülpte sich Laurin die Tarnkappe über und versuchte zu fliehen. Doch Dietrich gewahrte an den sich biegenden Rosen, wo der Zwerg zu entkommen suchte, und packte ihn. Da verfluchte der Zwergenkönig die verräterischen Rosen, und seitdem ist der Südtiroler Berg Rosengarten felsig und kahl.

tung: der einem Löwen gleicht, Namenstag: 22. April

Leopold Nebenformen: Luitpold, Leopoldo, Libold, Herkunft: aus dem Althochdeutschen, Bedeutung: liut = Volk, Leute und baldo = kühn, mutig, Namenstag: 15. November

Levin Nebenform: Leewin, niederdeutsche Form von ☞Liebwein

Liborius Kurzform: Börries, Herkunft: aus dem Griechisch-Lateinischen, Bedeutung: Gott opfern, Namenstag: 23. Juli

Liebhard Herkunft: aus dem Althochdeutschen, Bedeutung: liob = lieb und harti = hart, stark

Liebwein Nebenformen: Liebwin, Levin, Herkunft: aus dem Althochdeutschen, Bedeutung: liob = lieb und wini = Freund

Linus Nebenform: Lino, Herkunft: aus dem Griechischen, Bedeutung: linos = Klagelied, der Betrauerte, Namenstag: 23. September

Lorenz Nebenform: Lorenzo, deutsche Kurzform von Laurentius (☞Laurenz), Namenstag: 10. August

Lorin englische Kurzform von Laurentius (☞Laurenz)

Loris italienische und schweizerische Form von Laurentius (☞Laurenz)

Lothar Herkunft: aus dem Althochdeutschen, Bedeutung: hluth = berühmt und hari = Heer, Volk, ruhmvoller Krieger, Namenstage: 15. Juni, 30. Dezember

Louis französische Form von ☞Ludwig

Lucian Weiterbildung von ☞Lucius

Lucius Herkunft: aus dem Lateinischen, Bedeutung: am Tag/Licht geboren, Namenstag: 4. März

Ludger Nebenform: Luitger, Herkunft: aus dem Althochdeutschen, Bedeutung: liut = Volk und ger = Speer, Namenstag: 26. März

Ludwig Nebenformen: Ludovicus, Lewis, Louis, Kurzform: Lutz, Herkunft: aus dem Althochdeutschen, Bedeutung: hluth = berühmt, laut und wig = Kampf, Krieg, ruhmvoller Kämpfer, Namenstag: 25. August

Luitbert Herkunft: aus dem Althochdeutschen, Bedeutung: liut = Volk und beraht = glänzend

Luitpold Form von ☞Leopold, Namenstag: 1. November

Luitwin Herkunft: aus dem Althochdeutschen, Bedeutung: liut = Volk und wini = Freund

Lukas Nebenform: Lucas, Herkunft: aus dem Griechischen, Bedeutung: aus (der Landschaft) Lukanien stammend, Namenstag: 18. Oktober

Lutmar Nebenform: Luitmar, Herkunft: aus dem Althochdeutschen, Bedeutung: liut = Volk und mari = berühmt

Lukas der Maler

Der Autor des Lukas-Evangeliums und der Apostelgeschichte des Neuen Testaments, der Evangelist Lukas, war vermutlich griechischer Herkunft und wendet sich an ein gebildetes Publikum. Man nimmt daher an, dass er selbst eine hochwertige Ausbildung genossen hat. Weil seine Lebensgeschichte Christi sehr farbenfroh und anschaulich geschrieben ist, mochten aber auch die einfachen Menschen Lukas stets sehr, und daher ranken sich einige Legenden um ihn.
Darunter die, er sei ein Maler gewesen und habe Maria, die Mutter Gottes, persönlich gekannt – und porträtiert! So gibt es eine Ikone der Mutter Maria an einer Felswand der Höhlenkirche von Santa Marija in dem Ort Mellieha, der im Norden der Mittelmeerinsel Malta liegt. Dieses Bildnis soll Lukas eigenhändig und nach Modell angefertigt haben, es wird heute noch den Touristen gezeigt.
Die Wirklichkeit ist allerdings weniger aufregend als die Legende: Das Fresko stammt aus dem 12. Jahrhundert. Aber sagen Sie das nie den Maltesern!

Lutz Kurzform von ☞Ludwig und ☞Lukas, Namenstag: 25. August

Luzian Nebenform: Lucio, deutsche Form von ☞Lucian oder ☞Lucius

Lysander Herkunft: aus dem Griechischen, Bedeutung: lyein = lösen und andros = Mann, freier Mann

M

Magnus Herkunft: aus dem Lateinischen, Bedeutung: der Große, der Angesehene, Namenstag: 16. April

Malte Kurzform von ☞Helmold

Malwin Nebenform: Melvin, Herkunft: aus dem Althochdeutschen, Bedeutung: mahal = Gerichtsplatz und wini = Freund

Manfred Kurzformen: Fred, Mani, Herkunft: aus dem Althochdeutschen, Bedeutung: man = Mann und fridu = Friede, mannhafter Friedensschaffer, Namenstag: 28. Januar

Manhard Herkunft: aus dem Althochdeutschen, Bedeutung: man = Mann und harti = stark, hart

Manuel Kurzform von ☞Em(m)anuel oder ☞Immanuel, Namenstag: 26. März

Marald Nebenformen: Marwald, Marhold, Herkunft: aus dem Althochdeutschen, Bedeutung: marah = Pferd und wart = Schutz

Marbert Herkunft: aus dem Althochdeutschen, Bedeutung: marah = Pferd und beraht = glänzend

Marcellus Nebenformen: Marzellus, Marcello, Marcellinus, Marcel, Weiterbildung von ☞Marcus, Namenstag: 16. Januar

Marcus Nebenformen: Markus, Marco, Marek, Kurzformen: Mark, Marc, Herkunft: aus dem Lateinischen, Bedeutung: Sohn des altrömischen Kriegsgottes Mars, der Kriegerische, Namenstag: 25. April

Marinus Nebenformen: Marin, Marino, Herkunft: aus dem Lateinischen, Bedeutung: von der See stammend oder der am Meer lebt

Marius Nebenform: Mario, Herkunft: aus dem Lateinischen, Bedeutung: vom altrömischen Geschlecht der Marier stammend, Namenstag: 19. Januar

Mark Nebenform: Marc, Kurzform von ☞Markus, Namenstag: 7. Oktober

Markus Form von ☞Marcus

Martin Nebenformen: Mertin, Mart, Martino, Marten, Herkunft: aus dem Lateinischen, Bedeutung: vom altrömischen Kriegsgott Mars stammend, Namenstag: 11. November

Martinus Herkunft: aus dem Lateinischen, Bedeutung: vom altrömischen Kriegsgott Mars stammend

Marvin Nebenformen: Marwin, Merwin, Herkunft: aus dem Althochdeutschen, Bedeutung: mari = berühmt und wini = Freund

Maternus Herkunft: aus dem Lateinischen, Bedeutung: mütterlich, Namenstag: 11. September

Mathis niederdeutsche Form von ☞Matthias

Matthäus Form von ☞Matthias, Namenstag: 21. September

Matthias/Mathias Nebenformen: Mattias, Matthäus, Mattes, Mathew, Matty, Mathieu, Herkunft: aus dem Hebräisch-Griechischen, Bedeutung: das Geschenk Gottes, Namenstag: 24. Februar

Mauritius Nebenformen: Moritz, Maurizio, Morris, Maurice, Weiterbildung von ☞Maurus, Namenstag: 22. September

Maurus Herkunft: aus dem Lateinischen, Bedeutung: der Mohr, der Maure

Max Kurzform von ☞Maximilian, Namenstag: 17. April

Maxim Kurzform von ☞Maximus

Maximilian Kurzform: Max, Herkunft: aus dem Lateinischen, Bedeutung: der Größte, Namenstag: 12. Oktober

Maximus Nebenformen: Massimo, Maxime, Herkunft: aus dem Lateinischen, Bedeutung: der Größte

Der Urahn von Nostradamus
Im Mythos von König Artus ist Merlin der große Druide, der – obwohl längst Christ – immer noch die alte Zauberkunst beherrscht und die Zukunft vorhersagen kann. Erfunden hat ihn der mittelalterliche Historiker Geoffrey von Monmouth, der ihn vermutlich nach dem Vorbild des realen Myrddin Wyllt formte, der um 540 geboren wurde. Nach einer blutigen Schlacht im Jahre 573 soll sich Myrddin geistig verwirrt in den Wald zurückgezogen haben, wo er mit einem Apfelbaum sprach, der ihn Weisheit lehrte. Dort lebte er in Eintracht mit den Tieren und sagte die Zukunft voraus. Geoffrey verfasste ein ganzes Buch mit »echten« Voraussagen des Merlin, das im Mittelalter zum Bestseller wurde.

Meinhard Nebenformen: Maginhart, Meinard, Meinert, Herkunft: aus dem Althochdeutschen, Bedeutung: magan = Kraft und harti = stark, hart, Namenstag: 14. August

Meinold Nebenform: Meinald, Herkunft: aus dem Althochdeutschen, Bedeutung: magan = Macht und waltan = walten, herrschen

♂

Meinolf Nebenform: Meinulf, Herkunft: aus dem Althochdeutschen, Bedeutung: magan = Kraft und wolf = Wolf, Namenstag: 5. Oktober

Meinrad Herkunft: aus dem Althochdeutschen, Bedeutung: magan = Kraft und rat = Ratgeber, Berater, Namenstag: 21. Januar

Meir Herkunft: aus dem Hebräischen, Bedeutung: der Leuchtende

Melchior Herkunft: aus dem Hebräischen, Bedeutung: melek = König und or = Licht, Gott ist König und Licht, Namenstag: 6. Januar

Melvin Herkunft: aus dem Angelsächsischen, Bedeutung: Rat und Freund

Menard Nebenform: Menardus, friesische Form von ☞Meinhard

Menrad niederdeutsche Form von ☞Meinrad

Merlin Herkunft: aus dem Keltischen (Artussage), Bedeutung: Seehügel oder Düne

Michael Nebenformen: Michel, Michail, Michal, Michele, Mikael, Miguel, Kurzformen: Mike, Micha, Herkunft: aus dem Hebräischen, Bedeutung: Wer ist wie Gott? Namenstage: 3. Februar, 29. September

Moritz Nebenformen: Moriz, Maurice, Mauriz, Maurizio, Morris, deutsche Form von ☞Mauritius, Namenstag: 22. September

N

Nandolf Herkunft: aus dem Althochdeutschen, Bedeutung: nantha = kühn, wagemutig und wolf = Wolf

Nanno friesische Kurzform von Namen mit Nant-, Bedeutung: kühn

Nante friesische Kurzform von Fridunant (☞Ferdinand)

Nantwig Herkunft: aus dem Althochdeutschen, Bedeutung: nantha = kühn, wagemutig und und wig = Kampf

Nathan Nebenformen: Natan, Nathanael, Herkunft: aus dem Hebräischen, Bedeutung: Gott (Jahwe) hat gegeben

Nehemia Herkunft: aus dem Hebräischen, Bedeutung: Gott (Jahwe) tröstet

Neidhard Nebenform: Neithard, Herkunft: aus dem Althochdeutschen, Bedeutung: Hass und hart

Nero Herkunft: aus dem Sabinisch-Lateinischen, Bedeutung: stark und streng

Niels Nebenform: Nils, dänische Kurz- und Koseform von ☞Nikolaus

Nikodemus Nebenform: Nicodemo, Herkunft: aus dem Griechischen, Bedeutung: nike = Sieg und demos = Volk, Namenstag: 3. August

Nikolai Koseform: Nikita, russische Form von ☞Nikolaus

Nikolaus Nebenformen: Nicolaus, Nikolas, Kurzformen: Niklas, Nick, Niko, Nikol, Nico, Klaus, Claus, Niels, Herkunft: aus dem Griechischen, Bedeutung: nike = Sieg und laos = Volk

Beschützer der Unterdrückten
Nikolaus war vermutlich im 4. Jahrhundert Bischof von Myra (im Süden der heutigen Türkei). Schon bald nach seinem Tod rankten sich um ihn zahllose Legenden, in denen er als Beschützer der Unterdrückten auftritt. So soll er einem Nachbarn, der aus Armut seine drei jungfräulichen Töchter »in die Sünde verkaufen« wollte, drei Goldklumpen in den Garten geworfen haben, die die Keuschheit der Jungfrauen retteten (aus diesem Grunde zeigt das Branchenschild der Pfandleiher noch heute drei goldene Kugeln), es gibt sogar zwei uralte Erzählungen, in denen Nikolaus Juden gegen böse Christen verteidigt – und selbst noch im »Struwwelpeter« ist es der Nikolaus, der die weißen Kinder in die Tinte tunkt, weil sie das schwarze Kind verspotten. Heute liegen seine Gebeine im süditalienischen Bari.

Noah Herkunft: aus dem Hebräischen, Bedeutung: der Trostbringer

Noël männliche Form von ☞Natalie, Namenstag: 21. Januar

Nolan Herkunft: aus dem Keltischen, Bedeutung: berühmt

Norbert Nebenform: Nordbert, Herkunft: aus dem Althochdeutschen, Bedeutung: northo = Kraft, Norden und beraht = glänzend, berühmt, Namenstag: 6. Juni

Norman Nebenform: Normann, Herkunft: aus dem Althochdeutschen, Bedeutung: northo = Kraft, Norden und man = Mann

Norwin Herkunft: aus dem Althochdeutschen, Bedeutung: northo = Kraft, Norden und wini = Freund

Notker Nebenform: Notger, Herkunft: aus dem Althochdeutschen, Bedeutung: not = Bedrängnis, Gefahr und ger = Speer, Namenstag: 6. Mai

O

Odilo Herkunft: aus dem Althochdeutschen, Bedeutung: Besitz, Erbe, Namenstag: 3. Januar

Odin Nebenform: Oden, Herkunft: nach dem nordgermanischen Gott Odin

Odo niederdeutsche Form von ☞Otto, Namenstag: 7. Juli

♂

Ein Mann aus Gold
Jedes Jahr verleiht die amerikanische Filmakademie den besten Schauspielern, Regisseuren und Drehbuchautoren die »Academy Awards« – kurz: Oscars. Der Spitzname für die goldüberzogene Figur soll von der Bibliothekarin der Akademie stammen, Margaret Herrick, die – angesichts des 1929 frisch entworfenen Preises, der einen auf einer Filmrolle stehenden Ritter mit Schwert darstellt – erstaunt ausgerufen haben soll: »Der sieht ja aus wie mein Onkel Oscar«.

Olaf Herkunft: aus dem Norwegischen, Bedeutung: Nachkomme erlauchter Ahnen

Ole nordische Form von ☞Olaf und friesische Kurzform von Namen mit Ul-

Oliver Nebenform: Olivier, Kurzform: Olli, Herkunft: aus dem Griechisch-Lateinischen, Bedeutung: der Ölbaumpflanzer, Namenstag: 11. Juli

Ortlieb Herkunft: aus dem Althochdeutschen, Bedeutung: ort = Spitze einer Waffe und liob = lieb

Ortwin Nebenform: Ortwein, Herkunft: aus dem Althochdeutschen, Bedeutung: ort = Spitze einer Waffe und wini = Freund, Namenstag: 22. Mai

Oskar Nebenform: Oscar, Form von ☞Ansgar, Namenstag: 3. Februar

Osmar Nebenform: Usmar, Herkunft: aus dem Germanischen und Althochdeutschen, Bedeutung: ans = Gottheit und mari = berühmt

Oswald Nebenform: Answald, Herkunft: aus dem Germanischen und Althochdeutschen, ans = Gottheit und waltan = walten, herrschen, der mit Gotteshilfe Herrschende, Namenstag: 28. Februar

Oswin Herkunft: aus dem Germanischen und Althochdeutschen, Bedeutung: ans = Gottheit und wini = Freund

Otfried Nebenform: Ottfried, Herkunft: aus dem Althochdeutschen, Bedeutung: ot = Besitz, Erbe und fridu = Friede, Schutz, Namenstag: 2. Januar

Otger Nebenform: Otker, Herkunft: aus dem Althochdeutschen, Bedeutung: ot = Besitz, Erbe und ger = Speer

Otmar Nebenformen: Ottmar, Othmar, Edmar, Herkunft: aus dem Althochdeutschen, Bedeutung: ot = Besitz, Erbe und mari = berühmt, Namenstag: 16. November

Otto Nebenformen: Udo, Othello, Kurzform von Namen mit Od- oder Ot-, Herkunft: aus dem Althochdeutschen, Bedeutung: ot = Besitz, Erbe, Namenstag: 30. Juni

Ottokar Herkunft: aus dem Germanischen und Althochdeutschen, Bedeutung: ot = Besitz, Reichtum und wakar = wachsam, munter, Namenstag: 26. Februar

Otwin Herkunft: aus dem Althochdeutschen, Bedeutung: ot = Besitz, Erbe und wini = Freund

P

Pabel niederdeutsche Form von ☞Paul

Pankratz Nebenform: Pancratius, Herkunft: aus dem Griechischen, Bedeutung: pantos = all, ganz und kratein = herrschen, Allherrscher

Parzival Nebenformen: Parsival, Parsifal, Herkunft: nach einem Helden aus der Artussage, Bedeutung: der das Tal durchstreift

Pascal Nebenformen: Pasquale, Pascual, Herkunft: aus dem Französisch-Lateinisch-Hebräischen, Bedeutung: der an Ostern Geborene, Namenstag: 17. Mai

Patrick Nebenform: Patrik, Herkunft: aus dem Lateinischen, Bedeutung: dem römischen Adel (Patrizier) zugehörig, Namenstag: 17. März

Paul Nebenformen: Paulus, Paulinus, Paulin, Paolo, Pablo, Pawel, Herkunft: aus dem Griechischen, Bedeutung: paulos = klein, Namenstag: 29. Juli

Per Nebenform: Pär, schwedische Form von ☞Peter

Peregrinus Herkunft: aus dem Lateinischen, Bedeutung: der Fremde, der Fremdling

Peter Nebenformen: Petrus, Peder, Peer, Pierre, Pietro, Kurzform: Pete, Herkunft: aus dem Griechischen, Bedeutung: petros = der Fels, Namenstag: 29. Juni

Ein Name wie ein Fels
Peter ist die deutsche Variante von Petrus. Diese latinisierte Form des griechischen Petros bedeutet Fels und ist die Übersetzung des Aramäischen Kephas – so wurde der Jünger Jesu ursprünglich genannt, den wir als Simon Petrus kennen. Der Name Peter ist auch in all den Fachworten enthalten, die etwas mit Fels zu tun haben – in Petrologie (Gesteinskunde), Petrefakten (Versteinerungen), petrefiziert (versteinert) oder im Petroleum (Stein-Öl).

Philipp Nebenformen: Philippe, Filippo, Kurzform: Phil, Herkunft: aus dem Griechischen, Bedeutung: philos = Freund und hippos = Pferd, der Pferdefreund, Namenstag: 3. Mai

Pippin Nebenform: Pepino, Herkunft: aus dem Althochdeutschen, Bedeutung: der Pfeifer

Pius Nebenform: Pio, Herkunft: aus dem Lateinischen, Bedeutung: treu, fromm, Namenstag: 11. Juli

Q

Quentin Form von ☞Quintin, Namenstag: 31. Oktober

Quintin Nebenformen: Quintus, Quentin, Herkunft: aus dem Lateinischen, Bedeutung: der Fünfte, der im fünften Monat Geborene, der als fünfter Junge einer Familie Geborene

Quirin Nebenform: Quirinus, Herkunft: aus dem Lateinischen, Bedeutung: Mann aus Quirinium oder der Kriegerische, Namenstag: 30. März

R

Raban Herkunft: aus dem Althochdeutschen, Bedeutung: hraban = Rabe

Radolf Nebenformen: Radulf, Raoul, Herkunft: aus dem Althochdeutschen, Bedeutung: rat = Rat, Ratgeber und wolf = Wolf

Ragnar nordische Form von ☞Rainer

Raimund Nebenformen: Reimund, Raimondo, Raymond, Herkunft: aus dem Althochdeutschen, Bedeutung: ragin = Rat, Beschluss und munt = Schutz, Namenstage: 6. Januar, 23. Januar

Rainald Form von ☞Reinhold

Rainer Nebenformen: Reiner, Reinar, Herkunft: aus dem Althochdeutschen, Bedeutung: ragin = Rat und hari = Heer, Namenstag: 4. August

Ralf Nebenform: Ralph, deutsche Form von ☞Radolf

Ralph Nebenform von ☞Ralf, Namenstag: 7. April

Rambert Herkunft: aus dem Althochdeutschen, Bedeutung: hraban = Rabe und beraht = glänzend

Randolf Nebenform: Randulf, Herkunft: aus dem Althochdeutschen, Bedeutung: rant = Schild(rand) und wolf = Wolf

Raphael Nebenformen: Rafael, Raffael, Herkunft: aus dem Hebräischen, Bedeutung: Gott heilt, Namenstag: 24. Oktober

Rasmus Kurzform von ☞Erasmus

Ratbert Herkunft: aus dem Althochdeutschen, Bedeutung: rat = Rat und beraht = glänzend

Ratger Herkunft: aus dem Althochdeutschen, Bedeutung: rat = Rat und ger = Speer

Reginald Herkunft: aus dem Althochdeutschen, Bedeutung: ragin = Rat, Beschluss und waltan = walten, herrschen, Namenstag: 1. Februar

Reimar Form von Reinmar, Herkunft: aus dem Althochdeutschen, Bedeutung: ragin = Rat, Beschluss, Ratgeber und mari = berühmt, berühmter Ratgeber, Namenstag: 9. Dezember

Reimund Nebenform von ☞Raimund

Paragliding im Biedermaier
Wer kennt ihn nicht, den fliegenden Robert? Es ist eine der Geschichten aus dem beliebten Kinderbuch »Der Struwwelpeter«. Der unfolgsame Robert geht bei Sturm und Regen spazieren, wo doch »Mädchen und Buben hübsch daheim in ihren Stuben« bleiben sollen. Und tatsächlich erfasst der Wind Robert mitsamt seinem Schirm und bläst ihn fort, hoch bis zu den Wolken: »Wo der Wind sie hingetragen, ja, das weiß kein Mensch zu sagen.« Als könnte so ein Abenteuer einen echten Burschen schrecken!

Reiner Nebenform von ☞Rainer, Namenstag: 11. April

Reinhard Herkunft: aus dem Althochdeutschen, Bedeutung: ragin = Rat und harti = hart, stark, der im Urteil Feste, Namenstag: 7. März

Reinhold Nebenformen: Rainald, Reinold, Reynold, Ronald, Herkunft: aus dem Althochdeutschen, Bedeutung: ragin = Rat, Beschluss und waltan = walten, herrschen, Namenstag: 7. Januar

Reinold Form von ☞Reinhold

Remigius Herkunft: aus dem Lateinischen, Bedeutung: Ruderer

Remo Nebenform: Remus, Herkunft: aus dem Lateinischen, Bedeutung: Remus ist der Sage nach der Gründer der Stadt Rom (753 v. Chr.), vielleicht: Ruder, Namenstag: 1. Oktober

Renatus Nebenformen: Renato, René, Herkunft: aus dem Lateinischen, Bedeutung: der Wiedergeborene

Renko ostfriesische Form von ☞Reinhard

Richard Nebenform: Ricardo, Herkunft: aus dem Althochdeutschen, Bedeutung: rihhi = reich, mächtig und harti = hart, stark, Namenstag: 3. April

Richmar Herkunft: aus dem Althochdeutschen, Bedeutung: rihhi = reich, mächtig und mari = berühmt

Richwin Herkunft: aus dem Althochdeutschen, Bedeutung: rihhi = reich, mächtig und wini = Freund

Ringo Kurzform von ☞Ringolf

Ringolf Herkunft: aus dem Althochdeutschen, Bedeutung: ragin = Rat, Beschluss und wolf = Wolf

Roar skandinavische Form von ☞Rüdiger

Robert Nebenformen: Ruppert, Ruprecht, Robin, Roberto, Herkunft: aus dem Germanischen und Althochdeutschen, Bedeutung: hroth = Ruhm und beraht = glänzend, durch Ruhm glänzend, mächtig und tapfer, Namenstag: 17. September

Rochus Nebenformen: Rocco, Rock, germanische Form von Rochwald, Herkunft: aus dem Lateinischen, Bedeutung: der Schlachtruf wird ausgerufen, Namenstag: 16. August

Roderich Kurzform: Rod, Herkunft: aus dem Germanischen und Althochdeutschen, Bedeutung: hroth = Ruhm und rihhi = reich, mächtig, Namenstag: 12. März

Rodewald Herkunft: aus dem Germanischen und Althochdeutschen, Bedeutung: hroth = Ruhm und waltan = walten, herrschen

Roger Nebenform: Rodger, niederdeutsche, englische und französische Form von ☞Rüdiger, Namenstag: 1. März

Roland Nebenformen: Rolando, Rowland, Orlando, Herkunft aus dem Germanischen und Althochdeutschen, Bedeutung: hroth = Ruhm und nantha = kühn, Namenstag: 18. Mai

Rolf Nebenform: Rolph, deutsche und englische Kurzform von ☞Rudolf, Namenstag: 17. April

Rollo Kurzform von ☞Rolof

Rolof Nebenformen: Roloff, Roolof, ostfriesisische Form von ☞Rudolf

Roman Nebenformen: Romanus Romano, Herkunft: aus dem Lateinischen, Bedeutung: der Römer, Namenstag: 28. Februar

Der rasende Roland
»Der rasende Roland«, »Orlando furioso«, geschrieben 1516–1532, ist ein Werk des oberitalienischen Dichters Ludovico Ariost (1474–1533), das von Roland, einem Paladin Kaiser Karl des Großen, handelt, der eigenhändig in den Pyrenäen eine große Zahl von Feinden erschlug.
Die einfachen Leute erinnerten sich an Roland als den treuesten und tapfersten Kämpfer des Frankenkaisers und stellten seine Riesenstatue – etwa den Bremer Roland – als symbolischen Schutz auf ihre Marktplätze.

♂

Romeo italienische Kurzform von Borromeo, einer italienischen Kurzform von ☞Bartholomäus

Romulus Herkunft: aus dem Lateinischen, Bedeutung: Romulus ist der Sage nach der Gründer der Stadt Rom (753 v. Chr.)

Ronald Nebenform: Reinold, Kurzformen: Ron, Ronnie, Ronny, Form von ☞Reinhold, Namenstag: 20. August

Roswin Herkunft: aus dem Althochdeutschen, Bedeutung: hors = Pferd und wini = Freund

Rötger niederdeutsche Form von ☞Rüdiger

Ruben Nebenformen: Ruven, Ruwen, Herkunft: aus dem Hebräischen, Bedeutung: seht, ein Sohn

Rudi Kurzform von ☞Rudolf

Rüdiger Nebenformen: Rudgard, Roger, Ruggero, Rötger, Herkunft: aus dem Germanischen und Althochdeutschen, Bedeutung: hruod = Ruhm und ger = Speer, der ruhmvolle Speerkrieger, Namenstag: 12. März

Rudolf Nebenformen: Rudolph, Rodolpho, Rolof, Kurzformen: Rudi, Rolf, Rolph, Herkunft: aus dem Germanischen und Althochdeutschen, Bedeutung: hruod = Ruhm und wolf = Wolf, Namenstag: 15. Juli

Rufus Nebenformen: Rufin, Rufinus, Herkunft: aus dem Lateinischen, Bedeutung: der Rote, der Rothaarige, Namenstag: 21. November

Rupert Nebenformen: Ruppert, Ruprecht, Herkunft: aus dem Germanischen und Althochdeutschen, Bedeutung: hruod = Ruhm und beraht = glänzend, durch Ruhm glänzend, Namenstag: 27. März

Ruprecht Nebenform von ☞Rupert

S

Salomon Nebenformen: Salomo, Solomon, Salomone, Selim, Herkunft: aus dem Hebräischen, Bedeutung: der Friedliche

Salvator Nebenformen: Salvatore, Salvador, Herkunft: aus dem Lateinischen, Bedeutung: der Retter, der Erlöser, Namenstag: 22. November

Sam englische Kurzform zu ☞Samuel

Samson Nebenform: Simson, Herkunft: aus dem Hebräischen, Bedeutung: Sonne

Samuel Kurzformen: Sam, Sammy, Herkunft: aus dem Hebräischen, Bedeutung: Name Gottes, Namenstag: 20. August

Saul Herkunft: aus dem Hebräischen, Bedeutung: der Begehrte

Sebald Kurzform von ☞Siegbald

Sebastian Nebenform: Sebastiano, Kurzform: Bastian, Herkunft: aus dem Griechischen, Bedeutung: sebastos = verehrungswürdig, ehrwürdig, erhaben, Namenstag: 20. Januar

Seraphin Herkunft: aus dem Hebräischen, Bedeutung: die Feurigen und die Schlange

Serenus Herkunft: aus dem Lateinischen, Bedeutung: heiter, hell

Sergius Nebenformen: Sergej, Sergio, Herkunft aus dem Lateinischen, Bedeutung: aus dem Geschlecht der Sergier stammend oder der Dienende, Namenstag: 8. September

Servatius Herkunft: aus dem Lateinischen, Bedeutung: der Bewahrer, Namenstag: 13. Mai

Seth Herkunft: aus dem Hebräischen, Bedeutung: Setzling

Severin Nebenformen: Severus, Severinus, Sören, Herkunft: aus dem Lateinischen, Bedeutung: der Strenge, der Ernste, Namenstag: 23. Oktober

Siegbald Nebenformen: Sebald, Sebold, Seibold, Herkunft: aus dem Althochdeutschen, Bedeutung: sigu = Sieg und baldo = kühn, Namenstag: 19. August

Siegbert Herkunft: aus dem Althochdeutschen, Bedeutung: sigu = Sieg und beraht = glänzend, Namenstag: 15. Februar

Siegfried Herkunft: aus dem Althochdeutschen, Bedeutung: sigu = Sieg und fridu = Friede, der Frieden-

Die Welt in einem Buch

Der Rheinhesse Sebastian Münster (1488–1552) war einer der ersten Menschen, die versuchten, eine Gesamtdarstellung der Welt zu verfassen – die »Cosmographia – die Beschreibung der ganzen Welt«. Münster studierte, wurde Franziskanermönch, Professor an den Universitäten Basel und Heidelberg, bekehrte sich zum Luthertum und heiratete die Witwe seines Basler Druckers. Er verfasste rund 70 Bücher, berühmt aber – und unsterblich – machte ihn seine Weltbeschreibung, ein früher Bestseller. Hierfür organisierte Sebastian Münster fast 100 Mitarbeiter aus aller Welt, die ihm ihre Reiseberichte zur Verfügung stellten und führte – auch über die Grenzen seiner Konfession hinaus – intensive Briefwechsel mit Gelehrten aus aller Welt. Die »Cosmographia« enthält Angaben über Geographie, Tiere und Pflanzen, Astronomie, Sprachen, Sitten und Gebräuche. Jeder konnte sie lesen, nicht nur die Gelehrten, denn sie war in Deutsch geschrieben. Die erste Ausgabe erschien 1544.

Der doppelte Saul
Der Judenchrist Silas begleitet in der Apostelgeschichte oft den bärbeißigen Apostel Paulus auf seinen Missionsreisen. Silas ist die aramäische Form des Namens Saul, und Paulus ist der römische Name von Saul. Somit trugen die beiden Reisegefährten Paulus und Silas den gleichen Namen, wenn sie auch nicht immer der gleichen Meinung waren. Auch wenn Silas' Ruhm von dem des Paulus überstrahlt wird, war er eine der wesentlichen Figuren des frühen Christentums und Mitautor von drei Apostelbriefen.

S

schaffer durch Siege, Namenstag: 15. Februar

Sieghard Herkunft: aus dem Althochdeutschen, Bedeutung: sigu = Sieg und harti = hart, stark

Siegmar Herkunft: aus dem Althochdeutschen, Bedeutung: sigu = Sieg und mari = berühmt, Namenstag: 10. Februar

Siegmund Nebenformen: Sigismund, Sigmund, Herkunft: aus dem Althochdeutschen, Bedeutung: sigu = Sieg und munt = Schutz

Siegrich Nebenform: Sigrich, Herkunft: aus dem Althochdeutschen, Bedeutung: sigu = Sieg und rihhi = reich, mächtig

Siegward Nebenform: Siegwart, Herkunft: aus dem Althochdeutschen, Bedeutung: sigu = Sieg und wart = Hüter

Sierk friesische Kurzform von ☞Siegrich

Sievert Herkunft: aus dem Althochdeutschen, Bedeutung: Hüter

Sigismund Nebenform von ☞Siegmund, Namenstag: 2. Mai

Sigurd nordische Form von ☞Siegfried

Sikko friesische Kurzform von Namen mit Sieg-, Sig-

Silas Herkunft: aus dem Aramäischen, Bedeutung: ☞Saul

Silvan deutsche Form von ☞Silvanus

Silvanus Nebenformen: Silvan, Silvano, Herkunft: aus dem Lateinischen, Bedeutung: silva = Wald, Namenstag: 4. Mai

Silvester Nebenform: Sylvester, Herkunft: aus dem Lateinischen, Bedeutung: silva = Wald, Namenstag: 31. Dezember

Silvius Nebenform: Silvio, Herkunft: aus dem Lateinischen, Bedeutung: silva = Wald

Simeon Nebenform von ☞Simon, Namenstag: 1. Juni

Simon Nebenform: Simeon, Herkunft: aus dem Hebräischen, Bedeu-

♂

tung: der Erhörte, Namenstag: 28. Oktober

Sindolf Herkunft: aus dem Althochdeutschen, Bedeutung: sind = Weg, Reise und wolf = Wolf

Sintbert Herkunft: aus dem Althochdeutschen, Bedeutung: sind = Weg, Reise und und beraht = glänzend

Sintram Nebenform: Sindram, Herkunft: aus dem Althochdeutschen, Bedeutung: sind = Weg, Reise und hraban = Rabe

Sion walisische Form von ☞Johannes

Sirach Herkunft: aus dem Hebräischen, Bedeutung: Überfluss

Sirk niederdeutsche und friesische Kurzform von Sigerik (= Siegerich: Herkunft: aus dem Althochdeutschen, Bedeutung: sigu = Sieg und rihhi = reich)

Sivert Nebenform: Siwert, friesische Form von ☞Siegward

Sixtus Nebenformen: Sixt, Sixto, Sisto, Herkunft: aus dem Griechisch-Lateinischen, Bedeutung: Umbildung von xystos = glatt, fein, Namenstag: 6. April

Sönke Nebenform: Söhnke, Herkunft: aus dem Friesisch-Niederdeutschen, Bedeutung: Söhnchen

Sören dänische Form von ☞Severin

Stanislaus lateinische Form von Stanislaw, Herkunft: aus dem Slawischen, Bedeutung: stan = Lager und slawa = berühmt, Namenstag: 7. Mai

Stefan Form von ☞Stephan

Stenzel schlesische Kurzform von ☞Stanislaus

Stephan Nebenformen: Stefan, Steffen, Stephen, Steven, Steve, Étienne, Stéphane, Stefano, Herkunft: aus dem Griechischen, Bedeutung: stephanos = Kranz, Krone, der Bekränzte, Namenstag: 26. Dezember

Sven Nebenformen: Swen, Svend, Herkunft: aus dem Altnordischen, Bedeutung: der Jüngling, der junge Krieger, Namenstag: 4. September

Päpstliche Jahresendfigur
Wieso heißt der letzte Tag des Jahres Silvester? Bis zur Gregorianischen Kalenderreform im Jahre 1582 endete das Jahr mit dem Vorabend des Weihnachtsfestes, dem 24. Dezember. Gregor aber schob das Ende des Jahres auf den 31. Dezember, und das war der Festtag des Heiligen Silvesters. Papst Silvester I. war nämlich am 31. Dezember 335 gestorben. Und weil man früher die Daten nach dem Heiligenkalender schrieb, sprach man verkürzt vom letzten Tag des Jahres als »Silvester«.

♂

T

Tamino Herkunft: aus dem Griechischen, Bedeutung: tamias = Herr und Gebieter

Tassilo Nebenform: Thassilo, Verkleinerungsform von ☞Tasso, Namenstag: 11. Dezember

Tasso Herkunft: aus dem Lateinischen, Bedeutung: taxus = Eibe

Terenz Nebenform: Terence, Herkunft: aus dem Lateinischen, Bedeutung: aus dem Geschlecht der Terentier stammend

Thaddäus Nebenform: Taddäus, Herkunft: aus dem Aramäischen, Bedeutung: tadda = beherzt

Thaisen friesische Kurzform von ☞Matthias

Theo Kurzform von ☞Theodor

Theobald latinisierte Form von ☞Dietbald, Namenstag: 21. Mai

Theoderich latinisierte Form von ☞Dietrich, Namenstag: 27. Januar

Theodor Nebenformen: Teodor, Teodoro, Fjodor, Fedor, Kurzform: Theo, Herkunft: aus dem Griechischen, Bedeutung: theos = Gott und dorein = schenken, Gottesgeschenk, Namenstage: 16. August, 9. November

Theophil Herkunft: aus dem Griechischen, Bedeutung: theos = Gott und philos = lieb, geliebt, von Gott geliebt, Namenstag: 19. Mai

Thiemo Nebenformen: Thimo, Tiemo, Kurzform von Namen mit Diet-, Namenstag: 28. September

Thies Kurzform von ☞Matthias, Herkunft: aus dem Hebräischen

Thilo Nebenform: Tilo, Kurzform von ☞Tillmann

Der dichtende Sklave

Publius Terentius Afer, kurz Terenz genannt, ist der bedeutendste römische Komödiendichter (190–159 v. Chr.). Er kam als karthagischer Sklave nach Rom in den Besitz von Senator Terentius Lucanus. Dieser erkannte das Talent des Sklaven, sorgte für seine Bildung und ließ ihn schließlich frei. Terenz fand Anschluss an den Literatenkreis um Scipio d. J. Er greift in seinen Werken griechische Vorbilder auf, schreibt aber im Gegensatz zu früheren Dichtern keine Sing-, sondern Sprechstücke. In seinen sechs Komödien geht es um Verliebte, die auf Umwegen zueinander finden; ihr Innenleben wird nuanciert und psychologisch gestaltet. Die Komödien bestechen durch eine geschliffene Sprache und geistreiche Komik, durch die Terenz zum Liebling der gebildeten Schichten wurde.

Thomas Nebenform: Tomas, Kurzformen: Tommy, Tom, Herkunft: aus dem Hebräischen, Bedeutung: thoma = Zwilling, der Zwillingsbruder, Namenstag: 3. Juli

Thor Kurzform von Thorwald (Herkunft: aus dem Altnordischen und Althochdeutschen, Bedeutung: Gewittergott Thor und waltan = walten)

Thorben Nebenform: Torben, dänische Form von Thorbjörn, Bedeutung: Gewittergott Thor und Bär

Thore Nebenform: Ture, Kurzform von Namen mit Thor-, Herkunft: aus dem Schwedischen

Thorsten Nebenform: Torsten, Herkunft: aus dem Altnordischen, Bedeutung: Gewittergott Thor und sten = Stein, Namenstag: 19. September

Tiberius Nebenform: Tibor, Herkunft: aus dem Lateinischen, Bedeutung: vom Flussgott Tiberis geschützt, dem Flussgott Tiberis geweiht

Till Nebenform: Til, Kurzform von ☞Dietrich oder ☞Tillmann

Tillmann Nebenform: Tilman, Herkunft: aus dem Friesischen, Bedeutung: Sohn, Nachkomme, Namenstag: 16. Januar

Tim Nebenform: Timm, friesische Kurzform von ☞Dietmar und ☞Timotheus, Namenstag: 5. März

Timo Nebenform: Timmo, Form von ☞Tim, Namenstag: 19. April

Timon Herkunft: aus dem Griechischen, Bedeutung: time = Ehre, der Ehrenvolle

Timotheus Nebenformen: Timoteo, Timothy, Herkunft: aus dem Griechischen, Bedeutung: timan = ehren, fürchten und theos = Gott, der Gottesfürchtige, Namenstag: 26. Januar

Zweifler, Philosophen, Erfinder, Politiker und Dichter

Berühmte Träger des Namens Thomas sind, unter anderen,

- der Apostel Thomas, der an der Auferstehung zweifelte,
- der Philosoph Thomas von Aquin (um 1225–1274), einer der wichtigsten Denker des Mittelalters,
- der deutsche Reformator Thomas Müntzer (1489–1525),
- der englische Philosoph Thomas Hobbes (1588–1679),
- der dritte amerikanische Präsident Thomas Jefferson (1743–1826),
- der amerikanische Erfinder Thomas Alva Edison (1847–1931),
- der Dichter und Romanautor Thomas Mann (1875–1955) (»Zauber berg«),
- der österreichische Schriftsteller Thomas Bernhard (1931–1989).

Titus Nebenform: Tito, Herkunft: aus dem Lateinischen, titus = Wildtaube oder der Zeugungskräftige, der Geehrte, Namenstag: 26. Januar

Tizian Nebenformen: Tiziano, Tizio italienische Weiterbildung zu ☞Titus

Tobias Kurzformen: Tobi, Toby, Herkunft: aus dem Hebräischen, Bedeutung: Gott ist gut, Namenstag: 3. September

Tom Nebenform: Tommy, englische Kurzform von ☞Thomas

Toni Kurzform von ☞Anton

Toralf Herkunft: aus dem Altnordischen und dem Althochdeutschen, Bedeutung: Gewittergott Thor und alf = Elf, Naturgeist

Torben Nebenform von ☞Thorben

Torger Nebenform: Thorger, Herkunft: aus dem Altnordischen und Althochdeutschen, Bedeutung: Gewittergott Thor und ger = Speer

Torolf Nebenform: Torulf, Herkunft: aus dem Altnordischen und Althochdeutschen, Bedeutung: Gewittergott Thor und wolf = Wolf

Torsten Nebenform von ☞Thorsten

Tove nordische Kurzform zu Namen mit Tore-

Traugott Herkunft: pietistische Neubildung, Bedeutung: traue Gott

Tristan Herkunft: aus dem Keltischen, Bedeutung: Aufruhr und Waffengeklirr

Trutz Nebenform: Trotz, Herkunft: aus dem Althochdeutschen, Bedeutung: Gegenwehr, Widerstand

Ture Nebenform: Thure, schwedische Kurzform von Namen mit Tore-

Tycho Nebenform: Tychon, Herkunft: aus dem Griechischen, Bedeutung: tyche = das Schicksal, Glück

U

Ubald Nebenformen: Ubaldo, Ubbo, Herkunft: aus dem Althochdeutschen, Bedeutung: Verstand und kühn, mutig, Namenstag: 16. Mai

Udo Nebenformen: Uto, Utto, niederdeutsche Form von ☞Otto, Kurzform von ☞Ulrich, Bedeutung: der Besitz, das Erbe, Namenstag: 23. Februar

Uland Nebenform: Uhland, Herkunft: aus dem Althochdeutschen, Bedeutung: uodal = Erbgut, Heimat und land = Land

Ulf nordfriesische Kurzform von Namen mit -ulf, Bedeutung: Wolf, Namenstag: 18. Juli

Ulfried Herkunft: aus dem Althochdeutschen, Bedeutung: uodal = Erbgut, Heimat und fridu = Friede, Schutz, Namenstag: 18. Januar

Ulrich Nebenform: Ullrich, Kurzformen: Uli, Ulli, Herkunft: aus dem Althochdeutschen, Bedeutung: uodal = Erbgut, Heimat und rihhi = reich, mächtig, mächtig durch Erbbesitz, Namenstag: 4. Juli

Urban Nebenform: Urbanus, Herkunft: aus dem Lateinischen, Bedeutung: aus der Stadt kommend, der Stadtbewohner, der Städter, Namenstag: 25. Mai

Uriah Herkunft: aus dem Hebräischen, Bedeutung: Gott (Jahwe) ist das Licht

Urias Nebenform: Urija, Herkunft: aus dem Hebräischen, Bedeutung: mein Licht ist Gott (Jahwe)

Uriel Herkunft: aus dem Hebräischen, Bedeutung: das Licht Gottes (Erzengel Uriel)

Urs Kurzform von ☞Ursus, Namenstag: 5. September

Ursus Nebenformen: Ursinus, Ursio, Kurzform: Urs, Herkunft: aus dem Lateinischen, Bedeutung: der Bär, Namenstag: 30. September

Usmar germanische Nebenform von ☞Osmar

Utz Nebenform: Uz, Kurzform von Namen mit Ul-, Namenstag: 4. Juli

Uwe Nebenformen: Uve, Uwo, Uvo, Owe, Ove, friesische Kurzform von Namen mit Ul-, Namenstag: 18. Januar

V

Valentin Nebenformen: Valentinus, Valentianus, Valentius, Valentino, Herkunft: aus dem Lateinischen, Bedeutung: der Kräftige, der Gesunde, der Mächtige, Namenstage: 7. Januar, 14. Februar

Valerian altrömische Form von ☞Valerius, Namenstag: 14. April

Wenn die Vögel auf Brautschau gehen ...

Am 14. Februar ist Valentinstag – der Tag der Verliebten. Zwar feiert man an diesem Datum auch das Fest des heiligen Valentin, einem Märtyrer, doch mit dessen Legende hat der Liebestag wenig zu tun. Im kirchlichen Kalender beging man vielmehr am selben Tag das Fest der Ankunft Jesu als himmlischer Bräutigam, und der englische Dichter Geoffrey Chaucer dichtete 1383 dafür das »Parlament der Vögel«. Hier ist beschrieben, wie sich die Vögel an diesem Festtag ihre Partner suchen. Seit dem 15. Jahrhundert gilt der Valentinstag als Feiertag der Verliebten, und durch die Amerikaner kam dann dieser Brauch nach 1950 auch nach Deutschland.

V

Valerius Nebenformen: Valerio, Valerian, Valerianus, Herkunft: aus dem Lateinischen, Bedeutung: der Starke, der Gesunde, Namenstag: 29. Januar

Veit Nebenformen: Vitus, Vito, Voit, Witas, Herkunft: aus dem Althochdeutschen, Bedeutung: der Willkommene, Namenstag: 15. Juni

Velten Form von ☞Valentin

Vernon Herkunft: aus dem Lateinischen, Bedeutung: der Frühling

Vico Nebenform: Vicco, italienische Kurzform zu ☞Ludwig oder ☞Viktor

Vidar norwegische Form von ☞Widar

Viktor Nebenformen: Victor, Victorian, Viktorin, Victorinus, Kurzform: Vico, Herkunft: aus dem Lateinischen, Bedeutung: der Sieger, Namenstage: 30. September, 10. Oktober

Vilmar Herkunft: aus dem Althochdeutschen, Bedeutung: filu = viel und mari = berühmt

Vinzenz Nebenformen: Vinzent, Vincenz, Vincent, Herkunft: aus dem Lateinischen, Bedeutung: der Siegende, Namenstag: 22. Januar

Virgil Nebenform: Vergil, Herkunft: aus dem Lateinischen, Bedeutung: vom altrömischen Geschlecht der Vergilier stammend, Namenstag: 24. September

Vitalis Nebenformen: Vital, Vitale, Herkunft: aus dem Lateinischen, Bedeutung: belebend, lebenserhaltend, lebendig

Vitus Nebenform: Vito, latinisierte Form von ☞Veit

Volker Nebenformen: Volkher, Folker, Folkher, Herkunft: aus dem Alt-

Der mächtige Sänger

Der Spielmann Volker von Alzey, einer Kleinstadt nordwestlich von Worms, ist eine der wichtigen Figuren des Nibelungenlieds, und der anonyme Dichter des Epos hat ihn besonders mächtig dargestellt – Wunschtraum eines armen Poeten? Volker ist der Spielmann am Königshof der Burgunder, aber eigentlich ein Ritter: »Der kühne Volker, ein edler Spielmann, kam mit dreißig Kämpfern«, heißt es im Lied. »Ihr Gewand war herrlich wie das eines Königs. Dieser Volker nun war ein edler Herr, ihm waren viele gute Kämpfer des Burgunderreiches untertan, und weil er fiedeln konnte, nannte man ihn den Spielmann.« Volker ist sogar so einflussreich, dass er es wagt, König Gunther zu widersprechen – und der folgt ihm! Volker geht mit den anderen Nibelungen in Etzels Burg in Ungarn zugrunde. Ihm zu Ehren hat die Stadt Alzey die Laute im Wappen.

hochdeutschen, Bedeutung: folk = Volk und hari = Heer, der Krieger in der Gefolgschaft, Namenstag: 2. März

Volkert Form von ☞Volkhard, Namenstag: 30. November

Volkhard Nebenform: Volkert, Herkunft: aus dem Althochdeutschen, Bedeutung: folk = Volk und hati = hart, stark

Volkmar Nebenformen: Volkmer, Volmar, Folkmar, Herkunft: aus dem Althochdeutschen, Bedeutung: folk = Volk und mari = berühmt, der beim Volk Berühmte, Namenstag: 9. Mai

Volkrad Herkunft: aus dem Althochdeutschen, Bedeutung: folk = Volk und rat = Ratgeber, der Kriegsberater

Volkwin Herkunft: aus dem Althochdeutschen, Bedeutung: folk = Volk und wini = Freund

W

Walafried Herkunft: aus dem Althochdeutschen, Bedeutung: waltan = walten, herrschen und fridu = Schutz, Friede

Walbert Nebenformen: Waldebert, Vaubert, Herkunft: aus dem Althochdeutschen, Bedeutung: waltan = walten, herrschen und beraht = glänzend

Waldebert Nebenform von ☞Walbert

Waldemar Nebenformen: Waldomar, Wladimir, Vladimir, Herkunft: aus dem Althochdeutschen, Bedeutung: waltan = walten, herrschen und mari = berühmt, der als Herrscher Berühmte, Namenstag: 15. Juli

Walther Nebenformen: Walter, Wolter, Herkunft: aus dem Althochdeutschen, Bedeutung: waltan = walten, herrschen und heri = Heer, der Herrscher, der Krieger, Namenstag: 8. April

Waltram Nebenform: Walram, Herkunft: aus dem Althochdeutschen, Bedeutung: waltan = walten, herrschen und hraban = Rabe

Weko Nebenform: Weke, ostfriesische Kurzform von Namen mit Wed-

Welf Herkunft: aus dem Althochdeutschen, Bedeutung: von Welpe abgeleitet

Wendelin germanische Kurzform von Namen mit Wendel-, zum germanischen Stammesname der Wandalen gebildet, Namenstag: 20. Oktober

Wenzel deutsche Kurzform von Wenzeslaus, latinisierte Form eines altslawischen Namens, Namenstag: 28. September

Weriand Nebenform: Werand, Herkunft: aus dem Althochdeutschen, Bedeutung: wehren und schützen

Werner Nebenformen: Wernher, Warner, Herkunft: aus dem Althochdeutschen oder Germanischen, Bedeutung: wehren und schützen oder vom germanischen Stamm der Warnen, tüchtiger Krieger, Namenstag: 18. April

Werno deutsche Kurzform von Namen mit Wern-

Ins Schwarze getroffen
Die Geschichte von Wilhelm Tell, dem Schweizer Meisterschützen, der von dem bösen Landverwalter Gessler gezwungen wird, mit seiner Armbrust auf einen Apfel zu schießen, der auf dem Kopf seines Sohnes liegt, kennt spätestens seit Friedrich Schillers gleichnamigem Schauspiel und Rossinis Oper wohl jeder.
Tell ist der Nationalheld der Schweiz, der das »einig Volk von Brüdern« gründete – aber er hat nie existiert. Ein Aegidius Tschudi schuf die Sage, die unter anderem auf vorchristlichen Grundlagen beruht, um 1570; im 19. Jahrhundert bewies der Historiker Kopps jedoch, dass Tell nie gelebt hatte. Dennoch gedenkt man mit dem Bundesfeiertag am 1. August in der Schweiz alljährlich des von Tell geleisteten Rütlischwurs gegen die Habsburger.

Wetzel Form von ☞Werner, Herkunft: aus dem Althochdeutschen

Wiclef Nebenform: Wiclif, Herkunft: aus dem Althochdeutschen, Bedeutung: wig = Kampf und lef = Nachkomme, Erbe

Widar Nebenform: Vidar, Herkunft: aus dem Althochdeutschen, Bedeutung: witu = Wald und hari = Krieger

Wido Herkunft: aus dem Althochdeutschen, Bedeutung: witu = Wald, Namenstag: 31. März

Wieland Nebenformen: Wielant, Welant, Herkunft: aus dem Althochdeutschen, Bedeutung: vela = Kampfgetümmel und nantha = wagemutig, kühn, Namenstag: 26. Oktober

Wigand Herkunft: aus dem Althochdeutschen, Bedeutung: der Kämpfer, Namenstag: 22. Oktober

Wighard Nebenform: Wighart, Herkunft: aus dem Althochdeutschen, Bedeutung: wig = Kampf und harti = hart, stark

Wigmar Nebenform: Wimar, Herkunft: aus dem Althochdeutschen, Bedeutung: wig = Kampf und beraht = glänzend

Wilbert Herkunft: aus dem Althochdeutschen, Bedeutung: willo = Wille und beraht = glänzend

Wilbur englische Form von ☞Wilbert

Wilfried Nebenformen: Wilfrid, Wilfert, Wilfer, Herkunft: aus dem Althochdeutschen, Bedeutung: willo = Wille und fridu = Friede, zielstrebiger Friedensstifter, Namenstag: 24. April

Wilhard Nebenform: Willard, Herkunft: aus dem Althochdeutschen, Bedeutung: willo = Wille und harti = hart, stark

Wilhelm Nebenform: William, Willem, Guillaume, Kurzformen: Willi, Willy, Wim, Helmi, Helmo, Herkunft: aus dem Althochdeutschen, Bedeutung: willo = Wille und helm = Helm, Schutz, Namenstag: 28. Mai

Wilko friesische Kurzform von Namen mit Will-

Will Kurzform von Namen mit Wil-

Willem deutsche und niederländische Form von ☞Wilhelm

Willi Nebenform: Willy, Kurzform von ☞Wilhelm, Namenstag: 28. März

Willibald Herkunft: aus dem Althochdeutschen, Bedeutung: willo = Wille und baldo = kühn, mutig, der Zielbewusste, Namenstag: 7. Juli

Willibert Nebenform: Wilbert, Herkunft: aus dem Althochdeutschen, Bedeutung: willo = Wille und beraht = glänzend

Willigis Nebenform: Willegis, Herkunft: aus dem Althochdeutschen, Bedeutung: willo = Wille, zweiter Bestandteil -gis ist nicht geklärt, Namenstag: 23. Februar

Willo ostfriesische Kurzform von Namen mit Wil-/Will-

Wilmar Nebenformen: Willimar, Willmar, Herkunft: aus dem Althochdeutschen, Bedeutung: willo = Wille und mari = berühmt

Wilmont Herkunft: aus dem Althochdeutschen, Bedeutung: willo = Wille und munt = Schutz

Vom Spott zum Symbol

Der spätere Mainzer Erzbischof Willigis wurde 940 als Sohn nichtadeliger Eltern geboren, der Vater war von Beruf Wagenmacher. Der junge Mann war sehr erfolgreich: Kanzler des Deutschen Reichs, Erzbischof von Mainz, Auftraggeber des Doms, des ersten Kirchengroßbaus nördlich der Alpen. Eine steile Karriere für einen Mann seiner Herkunft – daher erzählt die Sage, adlige Neider hätten ihm auf die Mauer seines Schlosses Räder gemalt, um ihn an seine niedere Herkunft zu erinnern. Willigis aber münzte den Spott um in eine Geste der Demut und ließ »Willigis, Willigis, denk, woher du kommen sis« dazu schreiben. Seitdem, so die Sage, trägt die schöne Stadt Mainz das Wagenrad im Wappen.

Wilmut Herkunft: aus dem Althochdeutschen, Bedeutung: Wille und Gemüt

Wim Kurzform von ☞Wilhelm

Winald Nebenform: Winold, Herkunft: aus dem Althochdeutschen, Bedeutung: wini = Freund und waltan = walten, herrschen

Winand Nebenform: Wignand, Herkunft: aus dem Althochdeutschen, Bedeutung: Kampf und kühn

Winfried Herkunft: aus dem Althochdeutschen, Bedeutung: wini = Freund und fridu = Friede, der Friedensstifter, Namenstag: 5. Juni

Winibald Herkunft: aus dem Althochdeutschen, Bedeutung: wini = Freund und baldo = kühn

Winibert Herkunft: aus dem Althochdeutschen, Bedeutung: wini = Freund und beraht = glänzend

Winimar Nebenformen: Winmar, Winemar, Herkunft: aus dem Althochdeutschen, Bedeutung: wini = Freund und mari = berühmt

Witiko Herkunft: aus dem Althochdeutschen, Bedeutung: Wald, tapferer Mann

Witold ursprüngl. Herkunft: aus dem Althochdeutschen, Bedeutung: Wald und herrschen

Wolf Nebenform: Wulf, Herkunft: aus dem Althochdeutschen, Bedeutung: Kraft und Stärke des Wolfs

Wolfdieter Doppelname aus ☞Wolf und ☞Dieter

Wolfdietrich Doppelname aus ☞Wolf und ☞Dietrich

Wolfgang Herkunft: aus dem Althochdeutschen, Bedeutung: wolf = Wolf und gang = Gang, der wie ein Wolf angreift oder der wie ein Wolf streitet, Namenstag: 31. Oktober

Wolfhard Herkunft: aus dem Althochdeutschen, Bedeutung: wolf = Wolf und harti = hart, stark

Wolfrad Herkunft: aus dem Althochdeutschen, Bedeutung: wolf = Wolf und rat = Rat, Berater

Wolfram Herkunft: aus dem Althochdeutschen, Bedeutung: wolf = Wolf und hraban = Rabe, dem Kriegergott Wotan geweiht, Namenstag: 20. März

Wolter niederdeutsche Form von ☞Walter

Wunibald Herkunft: aus dem Althochdeutschen, Bedeutung: wunna = Wonne, Freude und baldo = kühn

Wunibert Herkunft: aus dem Althochdeutschen, Bedeutung: wunna = Wonne, Freude, Lust und beraht = glänzend

Wybren Herkunft: aus dem Althochdeutschen, Bedeutung: Kampf und Bär

Wyn Nebenformen: Wyne, Wyneke, westfriesische Kurzform von ☞Winand

X

Xaver Nebenformen: Xaverius, Xavier, Herkunft: aus dem Spanischen, Bedeutung: nach dem spanischen Schloss Xavier in Navarra, Namenstag: 3. Dezember

Xenophon Nebenform: Xenofon, Herkunft: aus dem Griechischen, Bedeutung: xenos = Gast, Fremder und phainesthai = scheinen, leuchten, glänzen

Heilige, Regisseure und Hockeytrainer

Berühmte Menschen mit dem Namen Xaver sind etwa

- der heilige Franz Xaver, spanischer Jesuit,
- der österreichische Komponist Franz Xaver Mozart (1791–1844), Sohn von Wolfgang Amadeus Mozart
- Xaver Schwarzenberger, österreichischer Kameramann und Regisseur (»Otto – der Film«),
- Xaver Unsinn, Eishockey-Bundestrainer,
- Franz Xaver Kroetz, Dichter u. Schauspieler (»Kir Royal«),
- Xavier Naidoo, Popsänger aus Mannheim.

Y

Yale ostfriesische Kurzform von Namen mit Geil-

Yanneck Nebenformen: Yannick, Yannic, Kurzform: Yan, Form von ☞Johann

Yohann Nebenform: Yohan, französische Form von ☞Johann

Yorck Nebenformen: Yorick, York, slawische und ostdeutsche Form von ☞Georg

Z

Zacharias Herkunft: aus dem Hebräischen, Bedeutung: Gott (Jahwe) erinnert, Namenstag: 5. November

Zachäus Herkunft: aus dem Hebräischen, Bedeutung: der Gerechte

Zadok Herkunft: aus dem Hebräischen, Bedeutung: der Gerechte

Zammert ostfriesische Form von ☞Dietmar

Zander romanische Kurzform von ☞Alexander

Zerres ursprünglich lateinische Kurzform von ☞Severin, Herkunft: aus dem Niederdeutschen, Bedeutung: der Strenge

Zölestin ursprünglich lateinische Form von ☞Cölestin

♂

Weibliche Vornamen

A

Abelina Nebenform: Abeline, Herkunft: aus dem Hebräischen, Bedeutung: Hauch, Vergänglichkeit

Abelke Koseform von Namen mit Adal-, Herkunft: aus dem Niederdeutschen

Abigail Herkunft: aus dem Hebräischen, Bedeutung: Vaterfreude

Adah Nebenformen: Ada, Adda, Herkunft: aus dem Hebräischen, Bedeutung: Schmuck, hell

Adalberga Nebenformen: Adelberga, Adelberga, Herkunft: aus dem Althochdeutschen, Bedeutung: adal = edel und burg = Schutz, Zuflucht

Adalberta Nebenform: Adalberte, Kurzform: Berta, weibliche Form von ☞Adalbert, Namenstage: 23. April, 20. Juni

Adalburg Nebenformen: Adalburga, Adelburg, Adelburga, Alburga, Kurzform: Burga, Herkunft: aus dem Althochdeutschen, Bedeutung: adal = edel und burg = Schutz, Zuflucht

Adalgard Herkunft: aus dem Althochdeutschen, Bedeutung: adal = edel, vornehm und gard = Schutz

Adalie Nebenform zu ☞Adela, Kurzform verschiedener Namen

Adamine Nebenform: Adamina, Herkunft: aus dem Hebräischen, Bedeutung: adama = Erde, Namenstage: 15. August, 24. Dezember

Adela Nebenform von ☞Adele

Adele Nebenformen: Adula, Adalie, Udele, Kurzformen: Dela, Della, Dele, Koseform von ☞Adelheid, Namenstag: 5. Februar

Adelgard Nebenform von ☞Adalgard

Adelgunde Nebenformen: Adelgund, Adelgundis, Adelgonda, Adelgonde, Aldegunde, Herkunft: aus dem Althochdeutschen, Bedeutung: adal = edel und gund = Kampf, Namenstag: 30. Januar

Adelheid Nebenform: Adelheide, Adelaide, Adele, Kurzformen: Ada, Aleida, Aletta, Elke, Alida, Heidi, Herkunft: aus dem Althochdeutschen, Bedeutung: adal = edel und heit = Wesen, die Edle, von edler Art, Namenstag: 16. Dezember

Adelhild Nebenform: Adelhilde, Herkunft: aus dem Althochdeutschen, Bedeutung: adal = edel und hiltja = Kampf

Adelina französische Form von ☞Adela

Adelinde Kurzform: Aline, Herkunft: aus dem Althochdeutschen, Bedeutung: adal = edel, vornehm und linta = Schild aus Lindenholz

♀

Eine Stadt namens Adelheid
Eine große Küstenstadt im Südwesten von Australien, die heutige Hauptstadt des südaustralischen Bundesstaates South Australia, trägt den Namen Adelheid: Der englische Kapitän John Hindmarsh taufte nämlich am 28. Dezember 1836 die von ihm begründete Siedlung Adelaide – die englische Form von Adelheid – nach der Gattin des britischen Königs William IV., Adelheid von Sachsen-Meiningen (1792 bis 1849).

Adella Herkunft: aus dem Althochdeutschen, Bedeutung: die Edle, die Vornehme

Adelmut Nebenformen: Adelmute, Almut, Almuth, Almud, Herkunft: aus dem Althochdeutschen, Bedeutung: adal = edel und muout = Geist, Sinn, von edler Gesinnung

Adeltraud Nebenformen: Adeltraut, Adeltraude, Adeltrud, Adeltrude, Herkunft: aus dem Althochdeutschen, Bedeutung: adal = edel und trud = Stärke, Kraft oder trut = lieb, vertraut, die von edler Stärke, die vom edlen Geschlecht, die Vertraute

Adriana Nebenformen: Adriane, Adrienne, Herkunft: aus dem Lateinischen, Bedeutung: aus der Stadt Adria stammend

Adriane Form von ☞Adriana

Afra Herkunft: aus dem Lateinischen, Bedeutung: Afrikanerin, Namenstag: 7. August

Agatha Nebenform: Agathe, Kurzformen: Aget, Agi, Agda, Herkunft: aus dem Griechischen, Bedeutung: agathos = gut, die Gute, Namenstag: 5. Februar

Agathe Nebenform von ☞Agatha

Aglaia Nebenformen: Aglaja, Aglae, Herkunft: aus dem Griechischen, Bedeutung: Glanz, Schönheit

Agnes Nebenformen: Agnese, Agnita, Ines, Inga, Herkunft: aus dem Griechischen, Bedeutung: die Reine, die Keusche, die Heilige, Namenstag: 21. Januar

Agneta Nebenform: Agnetha, schwedische Form von ☞Agnes

Alana weibliche Form von Alan, Herkunft: aus dem Keltischen, Bedeutung: al = Felsen

Alba Herkunft: aus dem Lateinischen, Bedeutung: albus = die Weiße

Alberta Nebenformen: Alberte, Albertina, weibliche Form von ☞Albert

Albertina Nebenform: Albertine, Weiterbildung von ☞Alberta, Namenstag: 20. Juni

Albina Nebenform: Albine, weibliche Form von ☞Albin

Albinia Herkunft: aus dem Lateinischen, Bedeutung: albus = weiß, die Weiße

Alda Kurzform von Namen mit Adel- oder Adal-, Namenstag: 18. November

Alea friesische Kurzform von ☞Adelheid

Aleida Nebenform: Aleide, nordische Kurzform von ☞Adelheid

Aleit deutsche Sonderform von ☞Adelheid

Alena Nebenform: Alene, tchechische Kurzform von ☞Magdalena

Alexa Nebenform: Alexia, griechische Kurzform von ☞Alexandra, Namenstag: 3. Mai

Alexandra Nebenformen: Alexandrina, Alexandrine, Alessandra, Kurzformen: Alexa, Alice, Sascha, Xandra, weibliche Form zu ☞Alexander, Namenstag: 21. April

Alexandrine Nebenform: Alexandrina, Weiterbildung von ☞Alexandra

Alfreda weibliche Form von ☞Alfred

Alice Kurzform von ☞Alexandra oder ☞Elisabeth, Namenstag: 9. Januar

Alina Nebenform: Aline, schwedische und ungarische Form von ☞Helene

Aliya Nebenform: Aliyah, Herkunft: aus dem Hebräischen, Bedeutung: steigen

Aliza Nebenform: Alisa, Herkunft: aus dem Hebräischen, Bedeutung: die Freude

Alke Nebenform: Alkje, niederdeutsche Form von Namen mit Adal-, Adel-

Alma Herkunft: aus dem Lateinischen, Bedeutung: die Nährende, die Wohltätige, Namenstag: 23. Mai

Almut Nebenformen: Allmuth, Almud, Nebenform von ☞Adelmut, Namenstag: 12. März

Aloisia Nebenform: Aloisa, weibliche Form von ☞Alois

Alraune Nebenform: Alrune, Form von Adelrune, Herkunft: aus dem Althochdeutschen, Bedeutung: adal = edel und runa = Geheimnis, Zauber

Alrun Nebenformen: Alrune, Alraune, Kurzform von Adelrune, Herkunft: aus dem Althochdeutschen, Bedeutung: adal = edel und runa = Geheimnis, Zauber, Namenstag: 27. Januar

Althea Nebenform: Althee, Althäe, Herkunft: aus dem Griechischen, Bedeutung: die Heilende

Alva Herkunft: aus dem Lateinischen, Bedeutung: die Weise

Alwara Nebenform: Alvara, Herkunft: aus dem Althochdeutschen, Bedeutung: Schutz

Alwina Nebenform: Alwine, weibliche Form von ☞Alwin

♀

Amabella Nebenformen: Amabel, Amabilia, Herkunft: aus dem Lateinischen, Bedeutung: die Liebenswerte

Amadea Nebenform: Amedea, Herkunft: aus dem Lateinischen, Bedeutung: amare = lieben, dea = Göttin

Amalgard Herkunft: aus dem Althochdeutschen, Bedeutung: Amal- bezieht sich auf das ostgotische Königsgeschlecht der Amaler und gard = Schutz

Amalgund Nebenform: Amalgunda, Herkunft: aus dem Althochdeutschen, Bedeutung: Amal- bezieht sich auf das ostgotische Königsgeschlecht der Amaler und gund = Kampf

Amalia Nebenformen: Amalie, Amelia, Amelie, Amélie, Amely, Kurzform von Namen mit Amal-, Herkunft: aus dem Althochdeutschen, Bedeutung: Amal- bezieht sich auf das ostgotisches Königsgeschlecht der Amaler oder die Arbeitsame, Namenstag: 8. Juli

Amanda Herkunft: aus dem Lateinischen, Bedeutung: die Liebenswerte, Namenstag: 6. Februar

Amaranthe Herkunft: aus dem Griechischen, Bedeutung: welkt nicht

Amata Herkunft: aus dem Lateinischen, Bedeutung: die Geliebte

Amelia Form von ☞Amalia

Amelie Form von ☞Amalia

Amke friesische Kurzform von Namen mit Amal-

Anabel Kurzform von ☞Annabell

Anastasia Nebenform: Anastasija, Herkunft: aus dem Griechischen, Bedeutung: anastasein = auferstehen, die Auferstehung, Namenstag: 15. April

Andra Kurzform von ☞Alexandra

Griechischer Wein

Amalia von Oldenburg (1818–1875) war die Gemahlin König Ottos, des ersten Königs Griechenlands nach der Unabhängigkeit des Landes vom Ottomanischen Reich. Sie schuf die griechische Nationaltracht, die heute noch die Wachen vor dem Königspalast in Athen tragen. In den Palastgärten, die sie ab 1839 anlegen ließ (und die heute Athener Stadtpark sind) pflanzte sie über 500 Baum- und Gemüsearten an, um dem wirtschaftlich ausgebluteten Land zu helfen, doch die meisten Arten vertrugen das Klima nicht. Schließlich ermutigte sie die Griechen, Wein anzubauen, was unter islamischer Herrschaft nicht geduldet war – und schuf so eine moderne Erfolgsgeschichte. Nach Aufständen 1862 ging sie mit Otto ins Exil, und so starb die erste Königin Griechenlands in Bamberg.

♀

Andrea Nebenform: Andreana, weibliche Form von ☞Andreas, Namenstag: 10. November

Angela Nebenformen: Angelika, Angelina, Herkunft: aus dem Griechisch-Lateinischen, Bedeutung: angela = die Botin, der Engel, die Engelsgleiche, Namenstag: 27. Januar

Angelika Nebenformen: Angelica, Angélique, Nebenform von ☞Angela, Namenstag: 4. Januar

Anika Nebenform: Annika, slawische Nebenform von ☞Anna

Anita italienisch-spanische Koseform von ☞Anna, Namenstag: 7. Juni

Anja russische Nebenform von ☞Anna

Anke Nebenform: Anka, niederdeutsche Koseform von ☞Anna

Anna Nebenformen: Anne, Hanna, Annia, Antje, Annelie, Anke, Nane, Nannette, Annette, Nancy, Anita, Anika, Anja, Anjuschka, Herkunft: aus dem Hebräischen, Bedeutung: die Gnade Gottes, die Gotteshuld, Namenstag: 26. Juli

Annabell Nebenformen: Annabella, Annabelle, Anabel, Herkunft: aus dem Griechisch-Lateinischen, Bedeutung: die Schöne, Liebliche

Annalena Nebenform: Annalene, Doppelname aus ☞Anna und ☞Lena

Anne englisch-französische Nebenform zu ☞Anna

Änne Nebenform von ☞Anna

Annebritt Doppelname aus ☞Anne und ☞Britt

Annedore Doppelname aus ☞Anne und Dore (☞Dora)

Annegret Doppelname aus ☞Anne und ☞Margret

Annekatrin Nebenformen: Annkatrin, Annekathrin, Doppelname aus ☞Anne und ☞Kathrin

Annelie allemannische Kurzform von ☞Anna

Anneliese Doppelname aus ☞Anna und ☞Liese

Annelore Doppelname aus ☞Anna und ☞Lore

Annelotte Doppelname aus ☞Anna und ☞Lotte

Anneluise Nebenform: Annaluise, Doppelname aus ☞Anna und ☞Luise

Annemarie Nebenform: Annemaria, Doppelname aus ☞Anne und Marie oder ☞Maria

Annerose Doppelname aus ☞Anne und ☞Rose

Annette Nebenformen: Anette, Annett, französische Form zu ☞Anna

Annika schwedische Form von ☞Anna

Annouck Nebenform: Annouk, slawische Form von ☞Anna

Annunziata Herkunft: Beiname der heiligen Maria, Bedeutung: die Angekündigte

Anouschka Nebenformen: Anuschka, Anuscha, slawische Form von ☞Anna

Anselma Nebenform: Anselmina, Kurzform: Selma, weibliche Form von ☞Anselm

Ansgard Nebenform: Asgard, Herkunft: aus dem Germanischen und Althochdeutschen, Bedeutung: ans = Gott und gard = Schutz

Anthea Herkunft: aus dem Griechischen, Bedeutung: die Blume

Antje niederländische Koseform für ☞Anna

Antoinette weibliche, französische Verkleinerungsform von ☞Anton

Antonia Nebenformen: Antonie, Antonette, Antonella, Herkunft: aus dem Lateinischen, Bedeutung: aus dem altrömischen Geschlecht der Antonier stammend, Namenstag: 17. Mai

Apollonia weibliche Form von Apollonius, Herkunft: aus dem Griechischen, Bedeutung: die dem Gott Apollo geweiht ist, Namenstag: 9. Februar

Arabella Nebenform: Arabela, Kurzform: Bela, Herkunft: aus dem Lateinisch-Romanischen, Bedeutung: ungeklärt: möglich: die Braune, Araberin, die Kleine

Ariadne Nebenformen: Ariane, Ariana, Arianna, Herkunft: aus dem Griechischen, Bedeutung: nach der minoischen Königstochter Ariadne

Ariane Nebenform: Ariana, Form von ☞Ariadne, Namenstag: 17. September

Ariella Nebenformen: Arielle, Ariela, Herkunft: aus dem Hebräischen, Bedeutung: ara = Held und el = Gott

Arista Herkunft: aus dem Griechischen, Bedeutung: die Beste

Arlene Herkunft: aus dem Keltischen, Bedeutung: Liebespfand

Arlette Nebenform: Arlett, Herkunft: aus dem Französisch-Normannischen, Bedeutung: die zum Heer Gehörige

Armgard Nebenform von ☞Irmgard

Unser Bild von Holland
Frau Antje, das deutschlandweit bekannte Werbesymbol für Holland, wurde 1961 von Hans Willemse für den Molkereiverband der Niederlande geboren – und zwar exklusiv für den Gebrauch in Deutschland. Dreißig Jahre warb sie – sich stets verjüngend – für holländischen Käse, bis sie Mitte der 1990er Jahre als unmodern galt und nicht mehr eingesetzt wurde. Beim Publikum aber war »Frau Antje« so beliebt, dass sie im Jahr 2000 wiederbelebt wurde.

Amazonenhafte Jägerin
Da Iasos sich einen Sohn gewünscht hat, setzt er seine Tochter Atalanta in den parthenischen Hügeln aus, wo sie auf Geheiß der Göttin Artemis von einer Bärin gesäugt wird und bei Jägern zur Jägerin und zur schnellsten Läuferin Griechenlands heranwächst: Sie ist stets bewaffnet und schwört ewige Jungfräulichkeit. Eines Tages folgt sie dem Hilferuf von König Oineus, einen gefährlichen Eber zu erlegen. Zusammen mit den tapfersten Helden geht sie auf die Jagd und hilft, das Ungeheuer zu erlegen. Jetzt ist ihr Vater so stolz auf sie, dass er sie als rechtmäßige Tochter anerkennt und sie verheiraten will. Wegen ihres Schwures jedoch greift sie zu einer List: Der solle ihr Gemahl werden, der sie im Wettlauf übertreffen könne, andernfalls habe er sein Leben verwirkt. Viele Freier finden den Tod, bevor es Melanion durch eine List der Göttin Aphrodite gelingt, sie zur Frau zu nehmen. Er lässt während des Wettlaufes drei goldene Äpfel fallen, nach denen sich Atalanta bückt, und gewinnt das Rennen.

Arndis Herkunft: aus dem Althochdeutschen, Bedeutung: arn = Adler und dis = Schutzgöttin

Arnhild Nebenform: Arnhilde, Herkunft: aus dem Althochdeutschen, Bedeutung: arn = Adler und hiltja = Kampf

Arnolde weibliche Form von ☞Arnold

Arnoldine Weiterbildung von ☞Arnolde

Arntraud Nebenformen: Arntraut, Arntrud, Herkunft: aus dem Althochdeutschen, Bedeutung: arn = Adler und trud = Kraft, Stärke

Asgard skandinavische Form von ☞Ansgard

Ashira Herkunft: aus dem Hebräischen, Bedeutung: die Wohlhabende

Aspasia Herkunft: aus dem Griechischen, Bedeutung: die Erwünschte

Astrid Nebenformen: Estrid, Asteria, Asta, Herkunft: aus dem Althochdeutschen und Altnordischen, Bedeutung: ans = Gott und fridhr = schön, die Schützerin mit Hilfe der Götter (Asen), Namenstag: 10. August

Aswina Herkunft: aus dem Althochdeutschen, Bedeutung: Esche und Freund

Atalanta Nebenformen: Atlanta, Atalante, Atlante, Herkunft: aus dem Griechischen, Bedeutung: nach einer Figur aus der griech. Mythologie

Athalia Herkunft: aus dem Hebräischen, Bedeutung: die Erhabene, die Starke

Athanasia Herkunft: aus dem Griechischen, Bedeutung: die Unsterbliche

Athina Nebenformen: Athene, Athena, Herkunft: aus dem Griechischen, Bedeutung: nach der Göttin der Weisheit (Athene)

Attala Herkunft: aus dem Gotischen, Bedeutung: der Vater

Augusta Nebenform: Auguste, weibliche Form von ☞August, Namenstag: 27. März

Augustina Nebenform: Augustine, weibliche Form von ☞Augustin

Aurelia Nebenform: Aurelie, Herkunft: aus dem Lateinischen, Bedeutung: aureus = golden oder vom römischen Geschlecht der Aurelier stammend, Namenstag: 15. Oktober

Aurora Herkunft: aus dem Lateinischen, Bedeutung: die Morgenröte, Namenstag: 4. Oktober

Austina Nebenform: Austine, Nebenform von ☞Augustina

Auxilia Herkunft: aus dem Lateinischen, Bedeutung: Hilfe, Beistand, Unterstützung

Ava Nebenform: Awa, Herkunft: aus dem Althochdeutschen, Bedeutung: aval = Kraft

Aviva Herkunft: aus dem Hebräischen, Bedeutung: Frühling

B

Babette französische Form von ☞Barbara

Balbina Nebenform: Balbine, Herkunft: aus dem Lateinischen, Bedeutung: die Stammelnde

Baltrun Herkunft: aus dem Althochdeutschen, Bedeutung: baldo = mutig und runa = Geheimnis, Zauber

Baptista weibliche Form von ☞Baptist

Barbara Nebenform: Babette, Kurzformen: Babsi, Bärbel, Bella, Betti, Herkunft: aus dem Griechischen, Bedeutung: die Barbarin, die Fremde, die Ausländerin, Namenstag: 4. Dezember

Bärbel Kurzform von ☞Barbara

Barte niederdeutsche Form von ☞Barbara

Basilia Nebenformen: Basilea, Basilie, Herkunft: aus dem Griechischen, Bedeutung: basileus = König, die Königin

Bea Kurzform von ☞Beate

Beanke friesische, weibliche Form von ☞Bernhard

Beate Nebenformen: Beata, Beatrice, Beatrix, Kurzform: Bea, Herkunft: aus dem Lateinischen, Bedeutung: die Glückliche, die Glückselige, Namenstag: 6. Dezember

Beatrice französische und italienische Weiterbildung von ☞Beatrix

Beatrix Nebenformen: Béatrix, Beatrice, Herkunft: aus dem Lateinischen, Bedeutung: die Beglückende, die Glückbringende, Namenstag: 29. Juli

Beeke niederdeutsche Kurzform von Namen auf Bert-

Bele mittelalterliche Kurzform von ☞Elisabeth, Sonderform von ☞Gabriele

Belinda Herkunft: aus dem Italienischen, Bedeutung: die Schöne, das Spielzeug

Bella Nebenform: Belle, italienisch-spanische Kurzform von Namen mit -bella, wie ☞Arabella oder ☞Isabella, Bedeutung: die Schöne

Bende friesische Form von ☞Bernhardine

Benedetta italienische Form von ☞Benedikta

Benedikta Nebenformen: Benedicta, Benedikte, Benedetta, Benita, weibliche Form von ☞Benedikt, Namenstag: 7. Dezember

Benigna Herkunft: aus dem Lateinischen, Bedeutung: die Liebevolle

Benita italienische und spanische Form von ☞Benedikta

Bente dänische Form von ☞Benedikta

Bentje niederländisch-friesische Form von ☞Benedikta

Berendina Form von ☞Bernhardine

Berenike Nebenformen: Berenice, Bernice, Herkunft: aus dem Griechischen, Bedeutung: die Siegerin

Bergisa Sonderform von Namen auf -berga

Berit dänische und schwedische Form von ☞Birgit

Berlind Nebenform: Berlinde, Herkunft: aus dem Althochdeutschen, Bedeutung: die Milde, die Sanfte

Bernadette Nebenformen: Bernarde, Bernhardine, französische und weibliche Form von ☞Bernhard, Namenstag: 16. April

Bernharda Nebenformen: Bernharde, Bernarda, weibliche Form von ☞Bernhard

Bernhardine Nebenformen: Bernharda, Bernarde, Bernarda, weibliche Form von ☞Bernhard, Namenstage: 16. April, 20. Mai

Bernhild Herkunft: aus dem Althochdeutschen, Bedeutung: beraht = glänzend und hiltja = Kampf

Berta Nebenformen: Bertha, Berte, Kurzform weiblicher Namen mit Bert- und -berta, Herkunft: aus dem Althochdeutschen, Bedeutung: die Glänzende, die Strahlende, Namenstage: 4. Juli, 28. November

Bertlinde Form von ☞Berta

Bertrun Nebenformen: Bertrune, Bertruna, Herkunft: aus dem Althoch-

Das Haar der Berenike
Berenike II., Gattin des ägyptischen Königs Ptolemaios III., soll ihr Kopfhaar der Göttin Aphrodite geopfert haben, um die gesunde Rückkehr ihres Mannes aus dem Krieg zu erbitten. Sie legte es in einen Tempel, aus dem es unerklärlicherweise verschwand. Da erklärte der Hofastronom, es sei in den Himmel erhoben worden und dort als neue Sternengruppe zu sehen. Das »Haar der Berenike« (Coma Berenices) zwischen Löwe und Bärenhüter ist ein unauffälliges Sternbild am Frühlingshimmel. Es erscheint als eine Ansammlung lichtschwacher Sterne und ist am besten in einer dunklen Nacht zu bewundern.

deutschen, Bedeutung: beraht = glänzend und runa = Geheimnis, Zauber

Betti Nebenformen: Betty, Bette, Betta, Kurzform von ☞Elisabeth

Bettina Nebenformen: Betina, Tina, Kurzform von ☞Elisabeth, Namenstag 19. November

Bianca Nebenformen: Bianka, Blanka, Herkunft: aus dem Italienischen, Bedeutung: die Weiße, Namenstag: 2. Oktober

Bibiana Nebenform: Bibiane, Kurzform: Bibi, Form von ☞Viviane oder Herkunft: aus dem Lateinischen, Bedeutung: die Lebensvolle, Namenstag: 2. Dezember

Bilke friesische Sonderform von ☞Sibylle

Birgit Nebenform: Birgitta, schwedische Kurzform von ☞Brigitte

Birgitta Nebenform: Birghitta, Kurzformen: Birte, Britt, schwedische Kurzform von ☞Brigitta

Birte Kurzform von ☞Brigitta

Blandine Nebenform: Blandina, Kurzform: Blanda, Herkunft: aus dem Lateinischen, Bedeutung: die Freundliche, Namenstag: 2. Juni

Blanka Nebenform: Blanca, Herkunft: aus dem Spanischen, Bedeutung: die Weiße, Namenstag: 1. Dezember

Bona Herkunft: aus dem Lateinischen, Bedeutung: die Gute

Bonifatia Nebenform: Bonifazia, weibliche Form von ☞Bonifatius

Bothild Herkunft: aus dem Althochdeutschen, Bedeutung: boto = Bote und hiltja = Kampf

Brenda Nebenform: Branda, weibliche Kurzform von Hildebrand, Herkunft: aus dem Althochdeutschen, Bedeutung: hiltja = Kampf und brand = Feuerbrand durch Waffen

Brigida Form von ☞Brigitte, Herkunft: aus dem Lateinischen

♀

Unfaire Tricks
Brünhild oder Brunhild, die Königin von Island, hauste unbezwingbar in ihrer Burg inmitten der feurigen Waberlohe. Jeder Mann, der sie freien wollte, musste sie im Dreikampf bezwingen – eine schwere Aufgabe, denn die Königin verdankte ihrer Jungfräulichkeit übermenschliche Kräfte. Dennoch reiste Gunther, König der Burgunder, in Begleitung des ebenfalls unbezwingbaren Siegfried in den hohen Norden. Dort gab sich Siegfried, selbst König, als Diener Gunthers aus, stülpte sich eine Tarnkappe über und verhalf seinem Freund zum Sieg über die Kämpferin.
Doch Frauen sollte man nicht belügen, und so dauerte es nicht lange, bis Brünhild während eines Streits mit Kriemhild, der Gattin Siegfrieds, erfuhr, dass nicht ihr Gemahl Gunther, sondern der listige Siegfried sie niedergerungen hatte. Aus verletztem Stolz befahl Brünhild ihrem ergebenen Diener Hagen, Siegfried zu töten – was zum unbändigen Hass seiner Witwe Kriemhild und zum Untergang des Nibelungengeschlechts führte.

Brigitta Nebenformen: Brigitte, Birgitta, Birgitte, Kurzformen: Birgit, Britta, Gitte, Bridget, Herkunft: aus dem Keltischen und Altirischen, Bedeutung: die Göttliche die Erhabene, Namenstage: 1. Februar, 8. Oktober

Brigitte Form von ☞Brigitta

Britt Kurzform von ☞Brigitta

Britta schwedische Kurzform von ☞Brigitte oder ☞Brigitta

Bruna weibliche Form von ☞Bruno

Bruneke niederdeutsche Form von ☞Brunhild

Brunella Nebenform: Brunetta, Herkunft: aus dem Italienischen, Bedeutung: die Braunhaarige

Brunhild Nebenformen: Brunhilde, Brünhilde, Herkunft: aus dem Althochdeutschen, Bedeutung: die in der Rüstung, die Kämpfende, Namenstag: 6. Oktober

Bruni deutsche Kurzform von ☞Brunhild

Burga Sonderform von Namen mit Burg- oder -burg, Namenstag: 31. Oktober

Burghild Nebenform: Burghilde, Herkunft: aus dem Althochdeutschen, Bedeutung: burg = Schutz und hiltja = Kampf

Burgunde Herkunft: aus dem Althochdeutschen, Bedeutung: burg = Schutz und gund = Kampf

♀

C

Cäcilia Nebenformen: Cecilie, Cecilia, Cäcilie, Zäzilie, Zezilie, Herkunft: aus dem Lateinischen, Bedeutung: aus dem römischen Geschlecht der Cäcilier stammend, Namenstag: 22. November

Cäcilie Nebenform von ☞Cäcilia

Camilla Nebenform: Kamilla, Herkunft: aus dem Lateinischen, Bedeutung: die Ehrbare, die Altardienerin, Namenstag: 3. März

Candida Nebenform: Kandida, Kurzform: Candy, Herkunft: aus dem Lateinischen, Bedeutung: die Reine, Namenstag: 20. September

Cara Nebenform: Kara, Herkunft: aus dem Lateinischen, Bedeutung: lieb, teuer

Carin Nebenform von ☞Karin

Carina Nebenformen: Karina, Carine, Nebenform zu ☞Katharina, Namenstag: 7. November

Carla weibliche Form von ☞Carl

Carlotta italienische Form von ☞Charlotte

Carmen Nebenformen: Carmina, Carmine, Carmela, Carmelia, Herkunft: aus dem Spanischen, Bedeutung: die Jungfrau vom Berge Karmel, Namenstag: 16. Juli

Carola erweiterte Form von ☞Carla

Carolin Nebenformen: Caroline, Carolina, Karolina, Karoline, Karolin, Kurzformen: Caro, Karo, Nebenform zu ☞Carola, Namenstag: 2. März

Carolina Nebenform zu ☞Carola und ☞Carolin, Namenstag: 28. Januar

Caroline Nebenform zu ☞Carola und ☞Carolin, Namenstage: 9. Mai, 3. Juni

Carsta niederdeutsche Form von ☞Christa

Cassandra Nebenform von ☞Kassandra

Cassia Herkunft: aus dem Hebräischen, Bedeutung: die Zimtrinde

Casta Herkunft: aus dem Lateinischen, Bedeutung: die Keusche

Catharina Nebenformen: Catarina, Catrina, Caterina, Cathérine, Form von ☞Katherina, Namenstag: 19. März

Catiana Nebenformen: Catina, Catia, Cathia, romanische Form von ☞Käthe

Cecilia Nebenform von ☞Cäcilia

Cecilie Nebenform von ☞Cäcilia

Celestina Nebenformen: Celestine, Cölestine, Herkunft: aus dem Lateinischen, Bedeutung: die dem Himmel Geweihte

Celia Nebenformen: Celina, Celine, Kurzform von ☞Cecilia

Celina Nebenformen: Celine, Céline, Marceline, Herkunft: aus dem Lateinischen, Bedeutung: die dem Kriegsgott Mars Geweihte, Namenstag: 16. Januar

Chantal Herkunft: aus dem Französischen, Bedeutung: die Singende, Namenstag: 12. November

Charis Herkunft: aus dem Griechischen, Bedeutung: Anmut, Huld, Liebreiz

Charlotte französische, weibliche Form von Charles (☞Karl)

Chiara italienische Form von ☞Klara

Chloe Nebenformen: Chloris, Chlorinde, Herkunft: aus dem Griechischen, Bedeutung: junges Grün, junger Spross

Chlothilde Nebenform von ☞Klothilde

Christa Kurzform von ☞Christiana und Christina (☞Christine), Namenstag: 4. Juni

Christel Kurzform von ☞Christa, ☞Christine oder ☞Christiane

Christiana Nebenform von ☞Christiane

Christiane Nebenformen: Christiana, Kristiane, Christina, Christianne, Christine, Kurzformen: Christa, Tina, Tine, Stina, Jane, Nane, Nina, Herkunft: aus dem Griechisch-Lateinischen, Bedeutung: Anhängerin von

Daphnis und Chloe

Der rezeptionsgeschichtlich wohl berühmteste antike Roman »Daphnis und Chloe« stammt aus der Feder des antiken Autors Longos. Daphnis und Chloe wachsen als Findelkinder auf der griechischen Insel Lesbos in gegenseitiger, aber unverfänglicher Liebe zueinander unter Hirten auf. Wie sich diese Zuneigung in tiefe Liebe verwandelt, die nach der Auffindung ihrer Eltern in einer Heirat endet, ist Hauptthema dieses Romans. Eindrucksvoll wird hier die idyllische Landschaft und das Hirtenleben beschrieben, und diese liebliche Szenerie hat zu allen Zeiten große Bewunderer und Nachahmer gefunden – Goethe etwa schwärmt in den höchsten Tönen von dem kurzen Prosastück. Literaturgeschichtlich bedeutsam ist der Roman jedoch deshalb, weil Longos die menschlichen Gefühle seiner Protagonisten darstellt, das Seelendrama vom Übergang von kindlicher zur erwachsenen Liebe beschreibt. Damit ist dieser hellenistische Roman der erste Schritt hin zur modernen Romanliteratur.

Christus, die Gesalbte, Namenstage: 4. Januar, 15. Dezember

Christine Nebenform: Christina, französische Form von ☞Christiana, Namenstag: 24. Juli

Cilia Kurzform von ☞Cäcilia

Clara Nebenformen: Klara, Klarissa, Clarissa, Chiara, Klarina, Klarinda, Herkunft: aus dem Lateinischen, Bedeutung: clara = hell, leuchtend, berühmt, die Leuchtende, die Berühmte, Namenstag: 11. August

Clarissa Nebenform: Klarissa, erweiterte Form von ☞Clara

Claudia Nebenformen: Klaudia, Clodia, Claudine, weibliche Form von ☞Claudius, Namenstag: 18. Mai

Clea Nebenform von ☞Klea

Clementia Nebenformen: Klementia, Clementina, Klementine, Clementine, Herkunft: aus dem Lateinischen, Bedeutung: die Sanftmütige

Clementine Nebenform: Clementina, Weiterbildung von ☞Clementia, Namenstag: 1. März

Cleo Kurzform von ☞Cleopatra

Cleopatra Nebenform von ☞Kleopatra

Constanze Nebenformen: Konstanze, Konstantia, Constance, Konstanza, Herkunft: aus dem Lateinischen, Bedeutung: beständig, standhaft, die Beständigkeit, die Standhafte, Namenstag: 18. Februar

Cora Nebenform von ☞Kora

Cordelia Nebenform von ☞Cordula

Cordula Nebenformen: Kordula, Cordelia, Herkunft: aus dem Lateinischen, Bedeutung: das Herzchen, Namenstag: 22. Oktober

Corinna Nebenformen: Korinna, Corinne, Corina, Corine, Herkunft: aus dem Griechischen, Bedeutung: das Mädchen

Cornelia Nebenformen: Corneila, Kornelia, Kurzformen: Nelli, Nele, Herkunft: aus dem Lateinischen, Bedeutung: aus dem Geschlecht der Cornelier stammend, Namenstag: 31. März

Corona Herkunft: aus dem Lateinischen, Bedeutung: der Kranz, die Krone, Namenstag: 20. Februar

Corvina Herkunft: aus dem Lateinischen, Bedeutung: der Rabe

Cosima Nebenform: Kosima, Herkunft: aus dem Griechischen, Bedeutung: die Ordnung, Namenstag: 26. September

Crescentia Nebenform: Kreszentia, Kurzform: Zenzi, Herkunft: aus dem Lateinischen, Bedeutung: die Aufblühende, die Wachsende, Namenstag: 4. April

Cynthia Nebenform: Cintia, Herkunft: aus dem Griechischen, Bedeutung: von Kynthia abgeleitet (Name einer Göttin)

D

Dagmar Nebenform: Dagmara, Kurzform: Daggy, Herkunft: aus dem Keltisch-Dänischen, Bedeutung: dago = gut und mari = berühmt, die durch den Himmelsgott Berühmte, Namenstag: 24. Mai

Dahlia Herkunft: aus dem Englischen, Bedeutung: die Dahlie

Dama Herkunft: aus dem Lateinischen, Bedeutung: Herrin

Damara Herkunft: aus dem Griechischen, Bedeutung: Geliebte

Damiana italienische, weibliche Form zu Damiano (☞Damian)

Dana Nebenformen: Dania, Danja, Kurzform: Nila, Kurzform von ☞Daniela

Daniela Nebenform: Danielle, weibliche Form von ☞Daniel, Namenstag: 21. Juli

Daphne Herkunft: aus dem Griechischen, Bedeutung: der Lorbeer

Dargard Herkunft: aus dem Althochdeutschen, Bedeutung: Zauberrute

Daria weibliche Form von ☞Darius, Namenstag: 25. Oktober

Davida weibliche Form von ☞David

Davina Nebenform von ☞Davida

Daya Herkunft: aus dem Hebräischen, Bedeutung: der Vogel

Dea Herkunft: aus dem Lateinischen, Bedeutung: die Göttin

Debora Nebenform: Deborah, Kurzformen: Debby, Debra, Herkunft: aus dem Hebräischen, Bedeutung: die Biene, fleißig, Namenstag: 21. September

Unerwiderte Liebe

In der griechischen Mythologie ist die Nymphe Daphne wie die Göttin Artemis eine jungfräuliche Jägerin, ihr Vater der Flussgott Peneios. Als der Gott Apollon den Liebesgott Eros verspottet, rächt der sich, indem er jeweils einen goldenen Pfeil auf Apollon und einen bleiernen auf Daphne abschießt. Apollon entbrennt daraufhin in unsterblicher Liebe zu Daphne, während der Pfeil bei Daphne genau das Gegenteil bewirkt: Sie will vom göttlichen Apollon nichts wissen. Er bedrängt und verfolgt die Unglückliche, sie flieht. Von der Verfolgung erschöpft, fleht Daphne zu ihrem Vater, er möge ihre den Apollon reizende Gestalt verwandeln. Da erstarren ihre Glieder und sie wird zu einem Lorbeerbaum. Seitdem trägt Apollon im Gedenken an die Nymphe Daphne einen Lorbeerkanz oder eine mit Lorbeer geschmückte Leier.

Decima Herkunft: aus dem Lateinischen, Bedeutung: die Zehnte

Deike weibliche Form von ☞Deik

Delia Herkunft: aus dem Griechischen, Bedeutung: Beiname der altgriechischen Göttin Artemis oder von der Insel Delos stammend

Delilah Nebenform: Delila, Herkunft: aus dem Hebräischen, Bedeutung: herabfallende Locke

Delphine Nebenformen: Delphina, Delfine, Delphia, Herkunft: aus dem Griechisch-Lateinischen, Bedeutung: aus Delphi stammend

Demeke niederdeutsche Form von ☞Dietmut

Demetra Herkunft: aus dem Griechischen, Bedeutung: der Göttin Demeter geweiht

Dénise Nebenform: Denise, weibliche Form von ☞Denis, Namenstag: 7. Oktober

Deodata Herkunft: aus dem Lateinischen, Bedeutung: deus = Gott und datus = gegeben, von Gott gegeben

Desdemona Herkunft: aus dem Griechischen, Bedeutung: unglücklich

Desideria Nebenform: Désirée, Herkunft: aus dem Lateinischen, Bedeutung: wünschen, ersehnen

Désirée französische Form von ☞Desideria

Diana Nebenformen: Diane, Dianne, Diyana, Herkunft: aus dem Lateinischen, Bedeutung: nach der römischen Göttin der Jagd Diana, Namenstag: 10. Juni

Diandra Doppelname aus ☞Diana und ☞Alexandra

Diethild Herkunft: aus dem Althochdeutschen, Bedeutung: diot = Volk und hiltja = Kampf, Namenstag: 28. Juni

Dietlinde Nebenformen: Dietlind, Dietlindis, Herkunft: aus dem Althochdeutschen, Bedeutung: diot = Volk und lind = sanft, mild, Namenstag: 22. Januar

Dietmut Herkunft: aus dem Althochdeutschen, Bedeutung: diot = Volk und muot = Sinn, Herz und Seele, Namenstag: 30. März

Dietrun Nebenform: Dietrune, Herkunft: aus dem Althochdeutschen, Bedeutung: diot = Volk und runa = Geheimnis

Dinah Nebenform: Dina, Herkunft: aus dem Hebräischen, Bedeutung: zum Recht verholfen

Diotima Herkunft: aus dem Griechischen, Bedeutung: Gott geweiht

Dolores Kurzformen: Lola, Lolo, Herkunft: aus dem Spanischen, Bedeutung: nach einem Mariengedenktag, die Schmerzensreiche, Namenstag: 15. September

Domenica italienische Form von ☞Dominika

Dominika Nebenformen: Dominica, Domenica, Dominique, Herkunft: aus dem Lateinischen, Bedeutung: die dem Herrn Geweihte, die dem Herrn Zugehörige, Namenstag: 6. Juli

Dominique französische Form von ☞Dominika

Donata Nebenformen: Donate, Herkunft: aus dem Lateinischen, Bedeutung: die von Gott Geschenkte

Donella Herkunft: aus dem Keltischen, Bedeutung: Weltherrscherin

Dora Nebenform: Dore, Kurzform von ☞Dorothea und ☞Theodora

Doris Kurzform von ☞Dorothea, Namenstag: 6. Februar

Dorit englische Kurzform von ☞Dorothea

Dorkas Herkunft: aus dem Griechischen, Bedeutung: die Gazelle

Dorke Kurzform von ☞Dorothea

Dorothea Nebenformen: Dorothee, Dörte, Dorota, Herkunft: aus dem Griechischen, Bedeutung: dorein = schenken und theos = Gott, Gottheit, das Geschenk Gottes, Namenstage: 6. Februar, 25. Juni

Dorothee Nebenform von ☞Dorothea

Dörte Form von ☞Dorothea

Dorte Nebenformen: Dörte, Dorthe, niederdeutsch-dänische Form von ☞Dorothea, Namenstag: 6. Februar

Drusilla Herkunft: aus dem Griechischen, Bedeutung: mildäugig

E

Eberharde weibliche Form von ☞Eberhard

Edda Kurzform von Namen mit Edel- und Adel-, Namenstag: 7. Juli

Edelgard Nebenform: Edelgart, Herkunft: aus dem Althochdeutschen, Bedeutung: adal = edel und gard = Schutz

Edeltraud Nebenformen: Edeltrud, Edeltraut, abgeleitet von Adeltraud, Herkunft: aus dem Althochdeutschen, Bedeutung: adal = edel und trud = Kraft, Stärke oder trut = lieb, vertraut, Namenstag: 25. Februar

Edith Nebenformen: Editha, Edithe, Herkunft: aus dem Angelsächsisch-Englischen, Bedeutung: ead = Besitz und gyth = Kampf, die Kämpferin für den angestammten Besitz, Namenstag: 16. September

Edna Herkunft: aus dem Hebräischen, Bedeutung: Entzücken, Wonne

Eduarde weibliche Form von ☞Eduard

Edwina Nebenform: Edwine, weibliche Form von ☞Edwin

Effi Kurzform von ☞Elfriede

Efrona Herkunft: aus dem Hebräischen, Bedeutung: der singende Vogel

Ehrentrud Nebenformen: Ehrentraud, Ehrentraut, Erntraut, Erentrut, abgeleitet von ☞Arntraud, Namenstag: 30. Juni

Eila nebenform: Elin, Kurzform von ☞Elisabeth

Eileen Nebenform: Eilene, englische Form von ☞Helene

Eilen norwegische Form von ☞Helene

Eirene Herkunft: aus dem Griechischen, Bedeutung: der Friede

Ela Koseform für ☞Elisabeth

Elarda Herkunft: aus dem Althochdeutschen, Bedeutung: Schwert und hart

Eldrid nordische Form von Aetheldryth (☞Edeltraud)

Eleane Kurzform von ☞Eleonora

Elektra Herkunft: aus dem Griechischen, Bedeutung: die Strahlende

Elena italienische und spanische Form von ☞Helene

Eleonora Nebenformen: Eleonore, Eleanor, Elinor, Kurzformen: Nora, Ella, Elli, Nelly, Herkunft: aus dem Arabisch-Griechischen, Bedeutung: Gott ist mein Licht

Eleonore Form von ☞Eleonora

Elfgard Herkunft: aus dem Althochdeutschen, Bedeutung: alb = Elf, Naturgeist und gard = Schutz

Elfi Form von ☞Elfriede

Elfrieda abgeleitet von dem Namen Alfrida, Herkunft: aus dem Althochdeutschen, Bedeutung: alb = Elf, Naturgeist und fridu = Friede, Namenstag: 8. Februar

Willensstark, aber schwer verliebt

Eleonora Duse (1858–1924) war die berühmteste Schauspielerin des 19. Jahrhunderts. Sie riss ihre Fans zu hysterischen Beifallsstürmen hin. Als Kind eines fahrenden Komödiantenpaares wurde ihr Talent bald erkannt, schon mit 15 spielte sie die Julia in der Arena von Verona. Sie spezialisierte sich auf leidenschaftliche, willensstarke Frauenrollen, verzichtete ganz auf Schminke und wirkte allein durch ihre ungeheuere Bühnenpräsenz. Als sie 1894 den exzentrischen Dandy-Dichter Gabrielle d'Annunzio kennen und lieben lernte, stellte sie ihr ganzes Talent in den Dienst seiner mittelmäßigen Stücke, die selbst sie nicht retten konnte. Gefeiert wurde sie trotzdem, die Stücke aber sind lange schon vergessen.

Elfriede Nebenformen: Elfrieda, Elfrida, Frieda, Kurzformen: Elfi, Elfie, Effi, Herkunft: aus dem Althochdeutschen, Bedeutung: alb = Naturgeist und fridu = Friede, Namenstag: 20. Mai

Elga nordische Kurzform von ☞Helga, Namenstag: 8. Juni

Eliana Herkunft: aus dem Hebräischen, Bedeutung: El ist mein Gott

Elinor Nebenform: Elinore, Ellinor, englische Kurzform von ☞Eleonore

Elisa Nebenform: Elise, Kurzform von ☞Elisabeth, Namenstag: 19. November

Elisabeth Nebenformen: Elisabet, Elisabetta, Lisetta, Kurzformen: Betti, Elisa, Elise, Ella, Elsa, Elsbeth, Liesel, Lilli, Lisa, Lisbeth, Lissy, Ilse, Sissi, Herkunft: aus dem Hebräischen, Bedeutung: Gott hat es geschworen/(mein) Gott ist Vollkommenheit, Namenstag: 19. November

Elissa Form von ☞Elisabeth

Elke Nebenform: Elka, Koseform von ☞Adelheid, Sonderform von Namen mit Adal- oder Adel-, Herkunft: aus dem Niederdeutschen und Friesischen, Bedeutung: von vornehmer Art, Namenstag: 5. Februar

Elisabeth und die Rosen

Die heilige Elisabeth von Thüringen gilt als »Apostelin der Nächstenliebe«. 1207 in Ungarn geboren, heiratete sie 1221 als 14-Jährige den Landgrafen Ludwig IV. von Thüringen und lebte mit ihm glücklich auf der Wartburg bei Eisenach. Doch Elisabeth wurde von der Familie ihres Gatten verleumdet. Denn sie kümmerte sich – was damals wohl als exzentrisch galt – um die Armen. Als Ludwig, der seine Frau stets unterstützte, während eines Kreuzzugs 1227 starb, beraubte ihr Schwager sie des Erbes, und sie bekam nur auf Druck ihrer eigenen adligen Verwandten und der Kirche eine Abfindung. Mit dem Geld gründete Elisabeth ein Armenspital, wurde Nonne und opferte sich ihr restliches Leben – sie starb im Alter von nur 24 Jahren im November 1231 – im Dienste am Nächsten auf.

Im Volke wurde sie daher verehrt, und eine schöne Legende schildert, historisch etwas ungenau, das sogenannte Rosenwunder. Demnach habe sich Elisabeth eines Tages, trotz des strengen Verbots ihres Ehemannes, heimlich in die Stadt begeben, um den Hungernden Brot zu bringen. Doch ihr Mann fing sie auf dem Weg ab und wollte wissen, was sie unter ihrer Schürze verberge. »Rosen«, antwortete Elisabeth – und als ihr böser Gemahl ihr die Schürze wegriss, hatte sich das Brot tatsächlich in Rosen verwandelt!

♀

Ella Kurzform von ☞Elisabeth
Ellen englische Form von ☞Helene
Elma Form von ☞Alma
Eloisa Herkunft: aus dem Althochdeutschen, Bedeutung: gesund, groß
Elsa Nebenformen: Else, Elsie, Kurzform von ☞Elisabeth, Namenstage: 4. Juli, 5. November
Elsbeth Kurzform von ☞Elisabeth
Else Nebenformen: Elsa, Elsie, Kurzform von ☞Elisabeth
Elvira Nebenformen: Elvire, Alwara, Alwera, Herkunft: aus dem Gotisch-Spanischen, Bedeutung: die Erhabene, die Hüterin des Eigentums
Emanuela Kurzform: Manuela, Herkunft: aus dem Hebräischen, Bedeutung: Gott mit uns
Emerentia Nebenform: Emerentina, Herkunft: aus dem Lateinischen, Bedeutung: die Verdiente, Namenstag: 23. Januar
Emerita Herkunft: aus dem Lateinischen, Bedeutung: die Würdige
Emilia Form von ☞Emilie, Namenstag: 21. März
Emilie Nebenformen: Ämilia, Emilia, Emiliana, Emily, weibliche Form von ☞Emil, Namenstag: 5. Januar
Emma Nebenformen: Emmy, Emmi, Emelka, englische Kurzform von Namen mit Erm-, Herkunft: aus dem Althochdeutschen, Bedeutung: die Erhabene, Namenstag: 27. Juni
Enrica italienische Form von ☞Henriette, Namenstag: 21. Februar
Erika weibliche Form zu ☞Erich und ☞Erik, Namenstag: 18. Mai
Erna Nebenform: Erne, Kurzform von ☞Ernesta, Namenstag: 14. April
Ernesta Nebenformen: Ernstina, Ernestine, Kurzform: Erna, weibliche Form zu ☞Ernst, Namenstag: 14. April
Ernestine Nebenform zu ☞Ernesta
Erwine weibliche Form von ☞Erwin
Esmeralda Herkunft: aus dem Spanischen, Bedeutung: Smaragd, Edelstein
Esra Nebenformen: Ezra, Esdras, Herkunft: aus dem Hebräischen, Bedeutung: Hilfe
Estella Nebenformen: Estelle, Estrella, Kurzform: Stella, Herkunft: aus dem Lateinischen, Bedeutung: der Stern
Esther Nebenformen: Ester, Hester, Herkunft: aus dem Hebräischen, Bedeutung: der Stern, die Leuchtende, Namenstag: 24. Mai
Euclea Herkunft: aus dem Griechischen, Bedeutung: eu = gut und kleos = Ruf, Ruhm
Eudora Herkunft: aus dem Griechischen, Bedeutung: eu = gut und doron = Gabe, die gute Gabe
Eudoxia Herkunft: aus dem Griechischen, Bedeutung: eu = gut und doxa = Meinung, von gutem Ruf

Kein Apfel für Adam
Wir kennen die Geschichte vermutlich alle: Eva gibt ihrem Gatten Adam einen Apfel zu essen und beschwört damit fatale Konsequenzen herauf. Aber stimmt das wirklich? Ist es wirklich ein Apfel? Das biblische Buch Genesis jedenfalls sagt gar nicht, was die »Frucht vom Baum der Erkenntnis von Gut und Böse« eigentlich gewesen ist – vermutlich aber kein irdisches Obst, denn sein Genuss ermöglichte es den ersten Menschen, zu sein wie Gott. Der Ungehorsam zieht aber die Vertreibung aus dem Paradies nach sich und die erste faule Ausrede der Weltgeschichte: »Die Frau hat mir von dem Baum gegeben«, verteidigt sich Adam, ganz so, als hätte er von dem Verbot nichts gewusst.

Eugenia Nebenformen: Eugenie, Eugene, Kurzformen: Genia, Genie, Herkunft: aus dem Griechischen, Bedeutung: eu = gut und genea = Geburt, Geschlecht, die Edelgeborene, von guter Abstammung, Namenstag: 16. September

Eulalia Nebenform: Eulalie, Herkunft: aus dem Griechisch-Lateinischen, Bedeutung: eu = gut und lalein = sprechen, die wohl Sprechende, die Beredte, die Redegewandte, Namenstag: 12. Februar

Euphemia Nebenform: Eufemia, Herkunft: aus dem Griechisch-Lateinischen, Bedeutung: eu = gut und pheme = Ruf, in gutem Ruf

Euphrasia Herkunft: aus dem Griechischen, Bedeutung: eu = gut und phradsein = meinen, raten, die wohlmeinende Beraterin

Eusebia Herkunft: aus dem Griechisch-Lateinischen, Bedeutung: gottesfürchtig, gut und fromm

Eva Nebenformen: Genoveva, Evelyn, Evita, Kurzformen: Ev, Evi, Herkunft: aus dem Hebräischen, Bedeutung: das Leben und die Leben Schenkende, Namenstag: 24. Dezember

Evalotte Doppelname aus ☞Eva und ☞Lotte

Evamaria Doppelname aus ☞Eva und ☞Maria

Evangelina Nebenform: Evangeline, Herkunft: aus dem Griechischen, Bedeutung: eu = gut und angelia = Botschaft, die frohe Botschaft

Evarose Doppelname aus ☞Eva und ☞Rose

Evaruth Doppelname aus ☞Eva und ☞Ruth

Evelyn Nebenformen: Evelin, Eveline, Evelina, Evelyne, Weiterbildung von ☞Eva

F

Fabia Nebenformen: Fabiola, Fabiana, weibliche Form zu ☞Fabian

Fabiola spanische Form von ☞Fabia, Namenstag: 27. Dezember

Fabrizia Herkunft: aus dem Lateinischen, Bedeutung: die Handwerkerin

Fanny Nebenform: Fanni, Kurzform von ☞Franziska und von ☞Stephanie

Faralda Kurzform: Fara, weibliche Form von ☞Farald

Farhild Nebenform: Ferhild, Herkunft: aus dem Althochdeutschen, Bedeutung: fahren und Kampf

Faustina Nebenformen: Faustine, Fausta, weibliche Form zu ☞Faustus

Felicitas Nebenformen: Felizitas, Felicia, Herkunft: aus dem Lateinischen, Bedeutung: die Glückseligkeit, Namenstag: 23. November

Felizia Form von ☞Felicitas

Femke Nebenformen: Fenka, Fenke, niederdeutsch-friesische Form von Namen mit Fried-, Bedeutung: der Friede, der Schutz

Fenella Herkunft: aus dem Gälischen, Bedeutung: weiß und Schulter

Fenja Herkunft: aus dem Niederdeutsch-Friesischen, Bedeutung: Friede und Schutz

Fenna Nebenform: Fenneke, Kurzform: Nena, Herkunft: aus dem Friesischen, Bedeutung: der Friede, der Schutz

Fentje Nebenform: Fentke, Kurzformen: Ena, Nena, Herkunft: aus dem Niederdeutsch-Friesischen, Bedeutung: der Friede, der Schutz

Ferdinande Nebenformen: Ferdinanda, Fernanda, weibliche Form von ☞Ferdinand

Fernanda Nebenform von ☞Ferdinande

Fidelia Herkunft: aus dem Lateinischen, Bedeutung: die Getreue, die Ehrliche, die Treue

Fidelis Herkunft: aus dem Lateinischen, Bedeutung: die Getreue, die Ehrliche, die Treue, Namenstag: 24. April

Filiberta weibliche Form von ☞Filibert

Fina Nebenform: Fine, Kurzform von ☞Josefine

Finetta Koseform von ☞Josefine

Fiora Nebenform: Fiore, Herkunft: aus dem Italienischen, Bedeutung: die Blume

Flavia Herkunft: aus dem Lateinischen, Bedeutung: hellblond

Flora Nebenformen: Fleurette, Florence, Floretta, Florina, Florette, Florentia, Florenzia, Herkunft: aus dem Lateinischen, Bedeutung: die Blüte, Namenstag: 29. Juli

Florence Form von ☞Florentia

Diese Frau bedeutet Glück
Fortuna ist die römische Göttin des Glücks. Wem sie hold ist, der hat es einfach im Leben! Deshalb erstaunt die Tatsache wenig, dass der Kult der Fortuna im alten Rom sehr weit verbreitet war und man ihr unzählige Tempel und Kultstätten errichtete.

Florentia Nebenformen: Florenzia, Florence, Herkunft: aus dem Lateinischen, Bedeutung: im blühenden Alter stehend

Florentine Nebenform: Florentina, Weiterbildung von ☞Florentia

Floriana Nebenform: Floriane, weibliche Form von ☞Florin

Florina weibliche Form von ☞Florin

Folke friesische Kurzform von Namen mit Folk-, Volk-

Fortuna Nebenform: Fortunat, Herkunft: aus dem Lateinischen, Bedeutung: das Glück, das Schicksal

Framgard Herkunft: aus dem Althochdeutschen, Bedeutung: vorzüglich und Schutz

Franka Nebenform: Franca, weibliche Form zu ☞Frank, Namenstag: 25. April

Franziska Nebenformen: Francisca, Francesca, Kurzformen: Franzi, Franja, weibliche Form von ☞Franziskus, Namenstag: 9. März

Frauke Nebenformen: Frauwa, Frawa, Herkunft: aus dem Niederdeutsch-Friesischen, Bedeutung: die Hausherrin, die kleine Frau

Freda abgeleitet von ☞Friederike, Herkunft: aus dem Friesischen

Freia Nebenform: Freya, Herkunft: aus dem Nordischen, Bedeutung: abgeleitet von der altnordischen Göttin Freyja

Frieda Koseform von ☞Elfriede und ☞Friederike, Namenstag: 20. Mai

Friederike Nebenformen: Friederika, Frieda, Kurzform: Rieke, weibliche Form von ☞Friedrich, Namenstag: 29. November

Die große Mutter
Freya, die Gattin des Odin, des höchsten germanischen Gottes, spielte ihrem Mann so manchen Streich und entlockte ihm seine Geheimnisse, weshalb sie die Geschicke aller Menschen kannte. Zwar ist sie auch Totengöttin, aber man sah sie lieber in der Rolle der aufopfernden Mutter.

♀

Friedgard Herkunft: aus dem Althochdeutschen, Bedeutung: fridu = Friede und gard = Schutz
Friedhild Herkunft: aus dem Althochdeutschen, Bedeutung: fridu = Friede und hiltja = Kampf
Friedrun Herkunft: aus dem Althochdeutschen, Bedeutung: fridu = Friede und runa = Geheimnis, Zauber
Frigga Herkunft: aus dem Althochdeutschen, Bedeutung: die Geliebte
Frika Nebenformen: Frike, Rike, friesische Kurzform von ☞Friederike, Namenstag: 18. Juli
Frodegard Herkunft: aus dem Althochdeutschen, Bedeutung: klug und Schutz

G

Gabriele Nebenformen: Gabriela, Gabrielle, Kurzformen: Gabi, Gaby, weibliche Form von ☞Gabriel, Namenstag: 24. Juli
Galatea Nebenform: Galateia, Herkunft: aus dem Griechischen, Bedeutung: die Milch
Gana Herkunft: aus dem Hebräischen, Bedeutung: der Garten
Garbine friesische Form von Namen mit Ger-
Gebharde weibliche Form von ☞Gebhard
Geeske deutsche und friesische Koseform von ☞Gesa
Gela Kurzform von ☞Angela
Genoveva Nebenformen: Geneviève, Genovefa, Kurzform: Eva, Herkunft: aus dem Gallischen, Bedeutung: gen = Volk und wefa = Frau, Namenstag: 3. Januar
Georgette weibliche Form von ☞Georg
Georgia weibliche Form von ☞Georg, Namenstag: 15. Februar
Gepa Kurzform von ☞Gebharde
Gera Kurzform von Namen mit Ger-
Geralde weibliche Form von ☞Gerald
Geraldine Weiterbildung von ☞Geralde
Gerarda weibliche Form von ☞Gerard
Gerborg Nebenform: Gerburg, Herkunft: aus dem Althochdeutschen, Bedeutung: ger = Speer und burg = Schutz
Gerda Nebenformen: Gerde, Gerdi, weibliche Form von ☞Gerd, Namenstag: 5. März
*Gerdi*s Nebenform: Gardis, Herkunft: aus dem Schwedischen, Bedeutung: Speer und Göttin
Gerharda Nebenform: Gerharde, weibliche Form von ☞Gerhard
Gerhild Nebenform: Gerhilde, Herkunft: aus dem Althochdeutschen,

Bedeutung: ger = Speer und hiltja = Kampf, Namenstag: 23. September

Gerlinde Nebenformen: Gerlind, Gerlindis, Herkunft: aus dem Althochdeutschen, Bedeutung: ger = Speer und linta = Schild aus Lindenholz, Namenstage: 26. Februar, 12. Oktober

Germa Herkunft: aus dem Althochdeutschen, Bedeutung: ger = Speer und mari = berühmt

Germania Herkunft: aus dem Lateinischen, Bedeutung: Germanien

Gertje deutsch-friesische Form von ☞Gertrud

Gertraud Nebenformen: Gertrud, Gertrude, Gertrudis, Kurzformen: Gerti, Traudel, Traude, Trude, Trudi, Trudis, Herkunft: aus dem Althochdeutschen, Bedeutung: ger = Speer und trud = Kraft, Stärke, die Bezauberin der Speere, Namenstag: 17. März

Gertrud Nebenformen: Gertrude, Gertrudis, Gertraud, Gertraude, Gertraut, Gertje, Gesa, Kurzformen: Gerti, Trude, Trudel, Trudi, Trudis, Herkunft: aus dem Althochdeutschen, Bedeutung: ger = Speer und trud = Kraft, Stärke, Namenstage: 17. März, 17. November

Gervasia weibliche Form von Gervasius (☞Gervas)

Gesa friesische Form von ☞Gertrud

Gesina Nebenform: Gesine, Kurzform: Sina, friesische Form, abgeleitet von ☞Gertrud

Gesine Nebenform von ☞Gesina

Gila Herkunft: aus dem Hebräischen, Bedeutung: Freude

Gilda Nebenformen: Gilta, Gill, Herkunft: aus dem Althochdeutschen, Bedeutung: Kampf, Lohn, Entgelt, Namenstag: 13. April

Giovanna italienische Form von ☞Johanna

Gisa Kurzform von Namen mit Gis-

Gisberta weibliche Form von Gisbert (☞Giselbert)

Giseke niederdeutsche Form von ☞Gisa

Gisela Nebenform: Gisella, Kurzformen: Silke, Gilla, Herkunft: aus dem Keltisch-Germanischen, Bedeutung: Geisel oder von vornehmer Abstammung, Namenstag: 7. Mai

Giselberta weibliche Form von ☞Giselbert

Gislinde Nebenform: Giselinde, Herkunft: aus dem Althochdeutschen, Bedeutung: die Milde und die Sanfte

Gismara Herkunft: aus dem Althochdeutschen, Bedeutung: berühmt

Gitta Kurzform von ☞Brigitte

Gloria Nebenformen: Gloriana, Gloriosa, Herkunft: aus dem Lateinischen, Bedeutung: der Ruhm, die Ehre, Namenstag: 26. Juli

Quasselstrippe der Nation
Unvergessen ist die deutsche Kabarettistin Gisela Schlüter (1919–1995). Schon in jungen Jahren feierte sie große Erfolge zusammen mit dem unvergleichlichen Komikerpaar Karl Valentin und Liesl Karlstadt, dann tourte sie als Parodistin, Sängerin und Tänzerin mit eigenen Revuen durch Deutschland. Mit ihrer Fernsehsendung »Zwischenmahlzeit«, die von 1963 bis 1982 ausgestrahlt wurde, zog sie schließlich die Massen vor den Bildschirm – mit Traumeinschaltquoten von bis fast 50 Prozent. Ihr halsbrecherisches Sprechtempo verschaffte ihr den Ruf als »Quasselstrippe« oder »Lady Schnatterley« – und das war nicht verächtlich gemeint. Sie brillierte aber auch als Schauspielerin, etwa in den zwei deutschen Filmklassikern von Fritz Lang, »Der Tiger von Eschnapur« und »Das indische Grabmal«.

Gloriosa Herkunft: aus dem Lateinischen, Bedeutung: die Ruhmreiche

Goda Kurzform von Namen mit God-

Godelinde Nebenform: Gotlinde, Herkunft: aus dem Althochdeutschen, Bedeutung: got = Gott und linta = Schild aus Lindenholz

Godela Form von ☞Goda

Godiva Herkunft: aus dem Altenglischen, Bedeutung: Gott und die Gabe

Gracilia Herkunft: aus dem Lateinischen, Bedeutung: die Schlanke

Grada Kurzform von ☞Gerharda

Gratia Nebenformen: Gracia, Grazia, Grace, Graziella, Herkunft: aus dem Lateinischen, Bedeutung: die Gnade, der Dank, die Anmut, die Gunst, Namenstag: 9. Juni

Greta Nebenformen: Grete, Gretchen, Gretel, Kurzform von ☞Margareta

Grete Nebenformen: Greta, Gretchen, Gretel, Kurzform von ☞Margarete, Namenstag: 29. Oktober

Gretlies Doppelname aus ☞Grete und ☞Liese

Griet friesische Kurzform von ☞Margret

Griselda Nebenformen: Grishelda, Griselde, Griseldis, Herkunft: aus dem Althochdeutschen, Bedeutung: grau und Held

Grit Nebenform: Grita, Kurzform von ☞Margrit

Guda Herkunft: aus dem Althochdeutschen, Bedeutung: gudh = Gott, Namenstag: 8. Januar

Gudrun Nebenformen: Gudrune, Gudula, Gutrun, Gutrune, Herkunft:

aus dem Althochdeutschen, Bedeutung: gund = Kampf und runa = Geheimnis, Zauber, die für den Kampf zaubert

Gudula nordische Weiterbildung von ☞Guda, Namenstag: 8. Januar

Gunda Nebenformen: Gunde, Gundula, Gundel, Kurzform von Namen mit -gund, Herkunft: aus dem Althochdeutschen, Bedeutung: der Kampf, Namenstag: 6. Mai

Gundalena Doppelname aus ☞Gunda und ☞Lena

Gundeline Nebenform: Gundline, Herkunft: aus dem Althochdeutschen, Bedeutung: gund = Kampf und linta = Schild aus Lindenholz

Gundula Form von ☞Gunda, Namenstag: 22. September

Gunhild Nebenform: Gunilla, skandinavische Form von ☞Gunthild, Namenstag: 21. Februar

Gunthild Nebenform: Gunthilde, Herkunft: aus dem Althochdeutschen, Bedeutung: gund = Kampf und hiltja = Kampf, Namenstag: 22. September

Gustava Nebenform: Gustave, weibliche Form von ☞Gustav

Gwendolin Nebenformen: Gwendolyn, Gwendoline, Gwendolina, Gwenda, Herkunft: aus dem Keltischen, Bedeutung: gwyn = weiß

Gwyneth Herkunft: aus dem Keltischen, Bedeutung: gesegnet

H

Hadmut Herkunft: aus dem Althochdeutschen, Bedeutung: Kampf und Mut

Hallgard Herkunft: aus dem Nordischen und Althochdeutschen, Bedeutung: Fels und Schutz

Hannah Nebenformen: Hanna, Hanne, Kurzform von ☞Johanna, Herkunft: aus dem Hebräischen, Bedeutung: die von Gott Begünstigte, die Begnadete, die Anmutige, Namenstag: 8. Oktober

Hanne Nebenform von ☞Hanna

Hannelene Doppelname aus ☞Hanne und Lene (☞Lena)

Hannelore Doppelname aus ☞Hanne und ☞Lore

Hannerose Doppelname aus ☞Hanne und ☞Rose

Hanni Kurzform von ☞Johanna

Hansine weibliche Form von ☞Hans

Hedda Nebenform: Heda, nordische Kurzform von ☞Hedwig, Namenstag: 16. Oktober

Hedwig Nebenformen: Hedvig, Hadwig, Hedda, Herkunft: aus dem Althochdeutschen, Bedeutung: hadu = Kampf und wig = Kampf, Namenstag: 16. Oktober

Heide Nebenform: Heida, Kurzform von ☞Adelheid

Ein liebreizender Name
Das hebräische Wort Hannah bedeutet Liebreiz und Anmut. Eine Hannah ist die Mutter des späteren Propheten Samuel, des Schöpfers des israelitischen Königtums. Hannah ist unfruchtbar und erbittet ein Kind von Gott, als Gegenleistung will sie es dem Herrn weihen – und so wird sie schwanger und ihr Sohn ein großer Prophet. Von einer anderen Hannah berichtet der Evangelist Lukas: Es ist eine Prophetin im Tempel von Jerusalem, die das Baby Jesus sieht und vorhersagt, dass es der Erlöser wird.

Heidegard Herkunft: aus dem Althochdeutschen, Bedeutung: heit = Wesen und gard = Schutz

Heidegret Doppelname aus ☞Heide und Grete (☞Margarete)

Heidelinde Doppelname aus ☞Heide und Linde (☞Linda), Namenstag: 24. März

Heidelore Doppelname aus ☞Heide und ☞Lore

Heidemarie Doppelname aus ☞Heide und Marie (☞Maria)

Heiderose Doppelname aus ☞Heide und Rose (☞Rosa)

Heidi Kurzform von ☞Adelheid

Heidrun Herkunft: aus dem Althochdeutschen, Bedeutung: heid = Wesen und runa = Geheimnis, Zauber

Heike niederdeutsche Kurzform von ☞Heinrike oder ☞Henrike

Heile friesische Kurzform von Namen mit Heil-

Heilgard Herkunft: aus dem Althochdeutschen, Bedeutung: heil = gesund und gard = Schutz

Heilika Herkunft: aus dem Althochdeutschen, Bedeutung: fromm

Heilrun Herkunft: aus dem Althochdeutschen, Bedeutung: heil = gesund und runa = Zauber

Heiltraud Nebenform: Heiltrud, Herkunft: aus dem Althochdeutschen, Bedeutung: heil = gesund und trud = lieb

Heilwig Herkunft: aus dem Althochdeutschen, Bedeutung: heil = gesund und wig = Kampf

Heima Kurzform von Namen mit Heim-

Heimke friesische Kurzform von Namen mit Heim-

Heimlinde Doppelname aus Heim und Linde (☞Linda)

Heimtraud Herkunft: aus dem Althochdeutschen, Bedeutung: Heim und trud = lieb, vertraut

Heinrike weibliche Form von ☞Helene

Helena Nebenform von ☞Helene

♀

Helene Nebenformen: Helena, Helen, Elena, Elina, Kurzformen: Lena, Lene, Leni, Herkunft: aus dem Griechischen, Bedeutung: die Leuchtende, Namenstag: 18. August

Helga Nebenformen: Ilga, Olga, Herkunft: aus dem Nordischen, Bedeutung: die Gesunde, die Vollkommene, Namenstag: 7. Mai

Helke niederdeutsch-friesische Kurzform von Namen mit Heil-

Hella Kurzform von ☞Helene

Helma Nebenform: Hilma, norddeutsche Kurzform von Namen mit Helm- oder -helma, Bedeutung: der Schutz, Namenstag: 30. Mai

Helmgard Herkunft: aus dem Althochdeutschen, Bedeutung: helm = Helm und gard = Schutz

Helmina Nebenform: Helmine, Kurzform von ☞Wilhelmina

Heloise Nebenformen: Eloisa, Eloise, Herkunft: aus dem Althochdeutschen, Bedeutung: heil und stark

Hendrika Nebenform: Hendrica, norddeutsche, weibliche Form von ☞Hendrik

Hendrike norddeutsche, weibliche Form von ☞Hendrik

Henriette Nebenform: Henrietta, Kurzformen: Henni, Jette, Herkunft: aus dem Französischen, Bedeutung: Einfriedung und mächtig, reich, Namenstag: 12. Juli

Henrike Nebenformen: Henrika, Henrica, Henrice, Kurzformen: Henni, Rike, Herkunft: aus dem Norddeutschen, Bedeutung: Einfriedung, mächtig, Namenstag: 6. Dezember

Hera Herkunft: aus dem Griechischen, Bedeutung: die Starke, die Mächtige, die Heldin, nach der griechischen Zeusgemahlin

Herdis Herkunft: aus dem Altnordischen, Bedeutung: Heer und heidnische Schutzgöttin

Hergard Herkunft: aus dem Althochdeutschen, Bedeutung: heri = Heer und gard = Schutz

Herlind Nebenform: Herlindis, Herkunft: aus dem Althochdeutschen, Bedeutung: heri = Heer und lind = sanft, mild

Herma Nebenformen: Hermi, Hermia, Kurzform von Hermina (☞Hermine) , Namenstag: 30. Dezember

Hermine Nebenform: Hermina, Kurzformen: Herma, Minna, gebildet nach ☞Hermann, Namenstage: 3. Januar, 30. Dezember

Hertha Nebenform: Herta, abgeleitet von Namen mit Hert-, Herkunft: aus dem Althochdeutschen, Bedeutung: das Heer, Namenstag: 12. April

Hester englische Form von ☞Esther

Hilda Nebenform: Hilde, Kurzform von Namen mit Hild- oder -hild, Herkunft: aus dem Althochdeutschen,

Bedeutung: hiltja = Kampf, Namenstag: 17. November

Hildburg Nebenform: Hilburg, Herkunft: aus dem Althochdeutschen, Bedeutung: hiltja = Kampf und burg = Burg, die Zufluchtsstätte, Namenstag: 3. Juni

Hilde Nebenform von ☞Hilda

Hildegard Kurzformen: Hilde, Hilda, Herkunft: aus dem Althochdeutschen, Bedeutung: hiltja = Kampf und gard = Schutz, Namenstage: 30. April, 17. September

Hildegund Nebenform: Hildegunde, Kurzform: Hilda, Herkunft: aus dem Althochdeutschen, Bedeutung: hiltja = der Kampf und gund = Kampf, Namenstage: 6. Februar, 20. April

Hildrun Herkunft: aus dem Althochdeutschen, Bedeutung: hiltja = Kampf und runa = Geheimnis, Zauber

Hilka Nebenformen: Hilke, Hilla, friesische Form von Namen mit Hild-

Holda Nebenform: Holle, Nebenform von ☞Hulda, Namenstag: 10. April

Holdine Weiterbildung von ☞Holda

Hortensia Herkunft: aus dem Lateinischen, Bedeutung: den Garten betreffend, auch Pflanzenname

Huberta weibliche Form von ☞Hubert

Hubertina Nebenform: Hubertine, Weiterbildung von ☞Huberta

Hulda Herkunft: aus dem Althochdeutschen, Bedeutung: die Gnädige, die Treue, guter weiblicher Geist, Namenstag: 30. April

Gegen Papst und Kaiser

Die Nonne Hildegard von Bingen (1098–1179) kennt man heutzutage vor allem wegen ihrer medizinischen Schriften, in denen sich mittelalterliche Theorie, arabische Kenntnisse und antike Überlieferungen verbinden. Aber die Gottesfrau, der die Kirche attestierte, von Gott gegebene Visionen zu haben, hatte auch keine Furcht, es – dank ihrer gottgegebenen Autorität – mit Kaiser, König und Papst aufzunehmen. War Hildegard überzeugt, der Papst oder ein weltlicher Herr habe in einer Angelegenheit falsch entschieden, schrieb sie einen wohlgesetzten Brief, der die Dinge zurechtrückte – und hatte damit stets Erfolg. Papst und Kaiser gehorchten ihren Wünschen! Sie ließ sogar einen Exkommunizierten auf dem Klosterfriedhof beerdigen, obwohl ihr Kloster dafür schwer bestraft wurde, und siegte auch hier: im Frühjahr darauf wurde die Strafe aufgehoben.

I

Ida Nebenformen: Idda, Ita, Iken, Herkunft: aus dem Althochdeutschen, Bedeutung: die Göttliche, die Seherin, die Schützerin der Arbeit, Namenstag: 4. September

Iduna Herkunft: aus dem Germanischen, Bedeutung: Göttin der Jugend

Ignatia Herkunft: aus dem Lateinischen, Bedeutung: ignis = Feuer

Ike friesische Sonderform von ☞Ida, Kurzform von Namen mit -ike

Ilga Kurzform von ☞Ilsegard oder Nebenform von ☞Helga

Ilka ungarische Kurzform von Ilonka (☞Ilona)

Ilona Nebenform: Ilonka, ungarische Form von ☞Helene, Namenstag: 31. Juli

Ilse Nebenform: Ilsa, Kurzform von ☞Elisabeth

Ilsedore Doppelname aus ☞Ilse und Dore (☞Dora)

Ilsegard Doppelname aus ☞Ilse und -gard (althochdeutsch = Schutz)

Ilsegret Doppelname aus ☞Ilse und Gret

Imke Nebenform: Imka, Nebenform von ☞Imma

Imma Nebenformen: Imme, Imke, Kurzform von Namen mit Irm-, Namenstag: 10. Dezember

Immakulata Nebenform: Immaculata, Herkunft: aus dem Lateinischen, Bedeutung: die Reine, Unbefleckte

Imogen Nebenform: Innogen, Herkunft: aus dem Altenglischen, Bedeutung: unschuldig

Ina Kurzform von Namen mit -ina

Ines spanische Form von ☞Agnes

Inga schwedische Kurzform von Namen mit Ing- oder von ☞Ingeborg

Inge skandinavische Kurzform von ☞Ingeborg

Ingeborg Herkunft: aus dem Althochdeutschen, Bedeutung: der Schutz, Namenstag: 30. Juli

Ingelore Doppelname aus ☞Inge und ☞Lore

Ingelotte Doppelname aus ☞Inge und ☞Lotte

Ingemaren Doppelname aus ☞Inge und ☞Maren

Ingerose Doppelname aus ☞Inge und ☞Rose

Ingrid Nebenform: Ingerid, Herkunft: aus dem Germanischen und Altnordischen, Bedeutung: Ingwio = germanischer Stammesgott und fridhr = schön oder Herkunft: aus dem Skandinavischen von rida = Ritt, Namenstag: 9. Oktober

Ingrun Weiterbildung von ☞Inge und Namen auf -run, Herkunft: aus dem Nordischen, Bedeutung: Schutz und runa = Zauber, Geheimnis

Inka Nebenformen: Inken, Inke, Ineke, niederdeutsche Kurzform von Namen mit Ing-

Innozentia Nebenform: Innocentia, Herkunft: aus dem Lateinischen, Bedeutung: die Unschuldige

Iphigenie Nebenform: Ifigenia, Herkunft: aus dem Griechischen, Bedeutung: die Kraftgeborene, die Mächtige

Ira Kurzform von ☞Irina, Namenstag: 20. Oktober

Irene Nebenformen: Irena, Irina, Kurzform: Ira, Herkunft: aus dem Griechischen, Bedeutung: eirene = Friede, Namenstag: 1. April

Irina Nebenform: Irena, slawische Form von ☞Irene

Iris Herkunft: aus dem Griechischen, Bedeutung: iris = der Regenbogen, eventuell auch nach der Pflanze Iris, Namenstag: 4. September

Irma Nebenformen: Irmena, Irmina, Kurzform von Namen mit Irm-, Namenstag: 19. Februar

Irmgard Nebenformen: Irmengard, Armgard, Irmina, Kurzformen: Irma, Irmi, Herkunft: aus dem Althochdeutschen, Bedeutung: irmin = allumfassend, Welt und gard = Schutz, Namenstage: 16. Juli, 14. September

Irmhild Nebenformen: Irminhild, Ermhild, Erminhild, Herkunft: aus dem Althochdeutschen, Bedeutung: irmin = allumfassend, mächtig und hiltja = Kampf, Namenstag: 13. Februar

Irmlinde Herkunft: aus dem Althochdeutschen, Bedeutung: irmin = allumfassend und lind = lieb, mild

Irmtraud Herkunft: aus dem Althochdeutschen, Bedeutung: irmin = allumfassend, mächtig und trut = lieb, vertraut, Namenstag: 29. Mai

Isabel Form von ☞Isabella

Isabella Nebenformen: Isabelle, Isabell, Isabel, Isobel, Kurzformen: Isa, Bella, italienische und spanische Form von ☞Elisabeth, Namenstage: 22. Februar, 10. September

Isburga Nebenform: Isberga, Herkunft: aus dem Althochdeutschen, Bedeutung: Eisen und Schutz

Regenbogen statt Rauchwolken
Iris war in der griechischen Mythologie die Botin der Götter, vor allem der Göttin Hera, deren Befehle sie den Menschen übermittelte. Dargestellt wird sie mit Flügeln an den Schuhen und Heroldsstab, aber ihr Symbol ist der Regenbogen – immer, wenn ein Regenbogen erschien, wusste man im alten Hellas, dass eine Botschaft der Götter bevorstand.

Isgard Herkunft: aus dem Althochdeutschen, Bedeutung: Eisen und Schutz

Isidora Nebenform: Isadora, Herkunft: aus dem Griechischen, Bedeutung: Isis = Göttin Isis und doron = Geschenk, Geschenk der Göttin Isis, Namenstag: 17. April

Iska friesische Kurzform von Namen mit Is-

Isolde Nebenformen: Isolda, Isalda, Isotta, Herkunft: aus dem Keltischen oder Germanischen, Bedeutung: isan = Eisen und waltan = walten, herrschen, Namenstag: 23. August

Ivonne Nebenform von ☞Yvonne

J

Jacoba weibliche Form von ☞Jakob

Jacqueline Nebenform: Jaquelin, Kurzformen: Jackie, weibliche Form von Jacques (französiche Form von ☞Jakob), Namenstag: 2. Oktober

Jakobea weibliche Form von ☞Jakob

Jakobine Nebenform: Jakobina, weibliche Form von ☞Jakob

Jana Nebenformen: Jane, Janika, Janina, Janine, Kurzform von ☞Johanna, Namenstag: 22. Januar

Jane englische Kurzform von ☞Johanna oder Kurzform von Namen mit -iane

Janett Nebenform: Janette, deutsche Form von ☞Jeannette

Janina Nebenformen: Janine, Janna, Jannina, eingedeutschte italienische Kurzform von ☞Johanna, Namenstag: 17. August

Jasmin Nebenformen: Jasmina, Jasmine, Yasmin, Yasmina, Yasmine, Herkunft: aus dem Persischen, Bedeutung: nach dem Blütenstrauch Jasmin, Namenstag: 25. November

Jeanne Nebenformen: Jeannette, Jeannine, französische Form von ☞Johanna

Jeannette französische Verkleinerungsform von ☞Jeanne

Jeannine französische Weiterbildung von ☞Jeanne

Jelena Nebenformen: Jelenka, Jelika, russische Form von ☞Helene

Jella friesische Kurzform von ☞Gabriele

Jennifer abgeleitet von Gwenhwyvar, Herkunft: aus dem Keltisch-Englischen, Bedeutung: gwyn = weiß und wyvre = Schlange

Jerra friesische Kurzform von ☞Gertrud

Jessica Nebenform: Jessika, Kurzform: Jessie, Herkunft: aus dem Hebräischen, Bedeutung: Gott sieht, Namenstag: 12. September

Jette Nebenform: Jetta, Kurzform von ☞Henriette

♀

Joëlle Herkunft: aus dem Hebräischen, Bedeutung: Jahwe ist Gott

Johanna Nebenformen: Joanna, Johanne, Kurzformen: Hanna, Jonna, Janina, Jana, Janet, Joan, Jenny, Jeanne, Jeannette, Gianna, Janka, weibliche Form von ☞Johannes, Namenstage: 30. Mai, 12. Dezember

Jolanda Nebenformen: Jolante, Jolanthe, Jolantha, Jolanta, Jolande, Yolanda, Kurzformen: Jola, Yola, Herkunft: aus dem Griechischen, Bedeutung: die Veilchenblüte, Namenstag: 17. Dezember

Jordana weibliche Form zu ☞Jordan

Jordis Nebenform: Jördis, Herkunft: aus dem Nordisch-Isländischen, Bedeutung: Schwert und Göttin

Jorid Herkunft: aus dem Nordisch-Isländischen, Bedeutung: Schwert und Göttin

Jorina friesische, weibliche Ableitung von ☞Gregor

Jorinde weibliche Verkleinerungsform zu Jorin, einer Ableitung von ☞Gregor

Josefa Nebenformen: Josepha, Josefina, Joséphine, weibliche Form von ☞Josef, Namenstag: 19. März

Josefine Nebenformen: Josefina, Josefa, Josepha, Josephine, weibliche Form von ☞Josef, Namenstag: 19. März

Josta weibliche Form von ☞Jost

Judith Nebenformen: Judit, Juditha, Jutta, Kurzform: Judy, Herkunft: aus dem Hebräischen, Bedeutung: Frau aus Jehud, Frau des Jehud, die aus Judäa Stammendende, Namenstag: 13. März

Jule Nebenform: Jula, Kurzform von ☞Julia

Julia Nebenformen: Julie, Juliana, Juliane, Juliette, Juliet, Giulia, Giuliana, Giulietta, Kurzformen: Jule, Julchen, weibliche Form zu ☞Julius, Namenstag: 22. Mai

Juliana Nebenformen: Juliane, Julianna, Julienne, weibliche Form von ☞Julian, Namenstag: 16. Februar

Juliane Nebenform von ☞Juliana, Namenstag: 5. April

Julie Form von ☞Julia

Justina Nebenformen: Justine, Giustina, weibliche Form von Justinus (☞Justus), Namenstag: 7. Oktober

Justine Form von ☞Justina

Jutta Koseform von ☞Judith, Namenstage: 13. Januar, 5. Mai

K

Kaja friesische Form von ☞Katharina

Kamilla Herkunft: aus dem Lateinischen, Bedeutung: die Ehrbare, die Altardienerin

Karen Nebenform von ☞Karin

Karin Nebenformen: Karen, Karina, Carin, schwedische Kurzform von ☞Katharina, Namenstag: 24. März

Karina Nebenform: Karine, Weiterbildung von ☞Karin, Namenstag: 2. Februar

Karla Nebenformen: Carla, Karola, weibliche Form von ☞Karl

Karline Nebenform: Karlina, Nebenform von ☞Karoline

Karolina Form von ☞Karoline

Karoline Nebenformen: Karolina, Karla, Karline, Charlotte, Carolin, Weiterbildung von ☞Carola, Herkunft: aus dem Althochdeutschen

Karsta niederdeutsche Form von ☞Christa

Karstine Nebenform: Carstine, Kurzformen: Tina, Tine, Stina, Stine, weibliche Form von ☞Karsten

Kassandra Nebenform: Cassandra, Herkunft: aus dem Griechisch-Lateinischen, Bedeutung: die Ehrbare, die Altardienerin oder nach der Tochter des trojanischen Königs Priamos: die Frau, die Männer fängt

Katharina Nebenformen: Katharine, Katarina, Catharina, Kurzformen: Kathrin, Katrin, Kathi, Cathrin, Karin, Katja, Herkunft: aus dem Griechischen, Bedeutung: allzeit die Reine, Namenstag: 9. Februar

Käthe Nebenformen: Kathe, Kathi, Kati, Kurzform von ☞Katharina

Kathrin Nebenform: Katrin, Kurzform von ☞Katharina, Namenstag: 29. April

Katja Nebenform: Katia, russische Koseform von ☞Katharina, Namenstag: 28. April

Katrein Nebenform: Kathrein, Form von ☞Katharina

Kelila Herkunft: aus dem Hebräischen, Bedeutung: der Lorbeerkranz

Kerstin Nebenform: Kersten, niederdeutsche Form von ☞Christiane, Namenstag: 6. November

Kira russsische Form von ☞Kyra, Namenstag: 5. Juli

Kirsten Nebenform: Kirstin, Form von ☞Christine

Klara Nebenform von ☞Clara, Namenstag: 8. Mai

Klarina Nebenformen: Klarine, Klarissa, Clarina, lateinische Weiterbildung von ☞Klara

Klea Nebenform: Clea, Herkunft: aus dem Griechischen, Bedeutung: die Berühmte

Klementine Nebenform: Klementina, Nebenform von ☞Clementina

Kleopatra Nebenform: Cleopatra, Herkunft: aus dem Griechischen, Bedeutung: kleos = Ruhm und pater = Vater, die Berühmte

Klorinde Herkunft: aus dem Griechischen, Bedeutung: chloris = hellgrün, frisch, grüner Zweig

Ein Planet namens Kriemhild
Acht große Planeten – darunter die Erde – ziehen ihre Bahn um die Sonne, dazu kommen Hunderttausende von Kleinplaneten, deren bekanntester der Pluto ist. Zu den Kleinplaneten zwischen Mars und Jupiter gehört auch eine Felskugel von rund 40 Kilometern Durchmesser, die der Astronom Johann Palisa am 22. September 1884 entdeckte – und nach der Gattin von Siegfried im Nibelungenlied Kriemhild nannte. Kriemhild braucht 4,85 Jahre, um einmal die Sonne zu umrunden.

Klothilde Nebenformen: Klothild, Chlothilde, Herkunft: aus dem Althochdeutschen, Bedeutung: hlut = berühmt und hiltja = Kampf, Namenstag: 3. Juni

Konrade Nebenformen: Konradine, Conrade, Conradine, weibliche Form von ☞Konrad

Konstantine weibliche Form von ☞Konstantin

Konstanze Form von ☞Constanze

Kora Nebenform: Cora, Herkunft: aus dem Griechischen, Bedeutung: Mädchen, Tochter, junge Frau, Jungfrau

Korinna Nebenform: Korinne, Nebenform von ☞Corinna

Kreszentia Nebenform: Kreszenz, Herkunft: aus dem Lateinischen, Bedeutung: das Wachsen

Kriemhild Nebenformen: Kriemhilde, Krimhild, Krimhilde, Herkunft: aus dem Althochdeutschen, Bedeutung: grima = Helm und hiltja = Kampf

Kristiane nordische Form von ☞Christiane

Kristin nordische Form von ☞Christine

Kristina nordische Form von ☞Christina

Kunigunde Nebenformen: Kunigunda, Kunissa, Kurzformen: Gunda, Gunde, Gundel, Herkunft: aus dem Althochdeutschen, Bedeutung: kunni = Sippe und gund = Kampf, die für ihre Sippe kämpft, Namenstag: 3. März

Kyra Herkunft: aus dem Griechischen, Bedeutung: die Herrin

L

Lamberta Nebenform: Lambertine, weibliche Form von ☞Lambert

Lara italienische Kurzform von ☞Larissa und slawische Kurzform von ☞Laura, Namenstag: 26. März

Larissa Nebenform: Larisa, Kurzform: Lara, Herkunft: aus dem Griechischen, Bedeutung: aus der Stadt Larissa stammend

Lätizia Nebenform: Laetitia, Kurzform: Tizia, Herkunft: aus dem Lateinischen, Bedeutung: die Freude

Laura Nebenform: Lauretta, Kurzform: Lara, Kurzform von ☞Laurentia, Namenstag: 10. August

Kohlhiesels Töchter in der Bibel

Im Schwank mit Liselotte Pulver muss ein Bauer zuerst die kratzbürstige Tochter unter die Haube bringen, bevor die hübsche Schwester heiraten darf. Vorlage der Posse ist das Alte Testament: Dort ist Lea die ältere Schwester der Rahel. Lea ist hässlich, Rahel bildhübsch. Ihr Vater Laban muss aber nun Lea vor Rahel verheiraten. So will es das Gesetz. Als Jakob wegen ihrer Schönheit um Rahel freit, greift Laban zu einer List: In der Hochzeitsnacht schickt er Jakob im Schutze der Dunkelheit Lea ins Bett, und der bemerkt erst am nächsten Morgen, dass man ihn betrogen hat. Jetzt aber ist sie mit Jakob verheiratet und dem Gesetz genüge getan.

Laurentia Nebenformen: Laurenzia, Laurina, Laurine, Lorenza, Kurzform: Laura, weibliche Form zu Laurentius (☞Laurenz), Herkunft: aus dem Lateinischen, Bedeutung: die mit Lorbeer Geschmückte

Lauretta Nebenform: Laurette, abgeleitet von ☞Laurentia oder Verkleinerungsform von ☞Laura

Lavinia Nebenformen: Lavina, Lavine, Herkunft: aus dem Lateinischen, Bedeutung: Frau aus Lavinium

Lea Herkunft: aus dem Hebräischen, Bedeutung: die vergebliche Mühe oder die Antilope, Namenstag: 22. März

Leandra weibliche Form von ☞Leander

Lena Nebenformen: Lene, Leni, Leny, niederdeutsche Kurzform von ☞Magdalena und ☞Helene

Leona Nebenform: Leonia, weibliche Form von ☞Leo

Leonharda weibliche Form von ☞Leonhard

Leonie weibliche Form von ☞Leo, Namenstag: 10. Januar

Leonora Form von ☞Eleonora

Leonore Form von ☞Eleonora

Leopolda Nebenform: Leopolde, weibliche Form von ☞Leopold

Leopoldine Nebenform: Leopoldina, Weiterbildung von ☞Leopolde, Namenstag: 15. November

♀

Letizia Form von ☞Lätizia, Namenstag: 5. Juli
Lia Koseform von ☞Julia und ☞Elisabeth
Liane Nebenform: Liana, Kurzform von ☞Juliana, Namenstag: 15. Februar
Lidwina Nebenform: Lidwine, Herkunft: aus dem Althochdeutschen, Bedeutung: liut = Volk und wini = Freund
Liebgard Herkunft: aus dem Althochdeutschen, Bedeutung: liob = lieb und gard = Hort, Schutz
Liebtraud Nebenform: Liebetraud, Herkunft: aus dem Althochdeutschen, Bedeutung: liob = lieb und trud = Kraft, Stärke
Liese Nebenformen: Liesa, Lis, Lise, Kurzform von ☞Elisabeth
Lieselotte Nebenform: Liselotte, Doppelname aus ☞Liese und ☞Lotte
Liliane Weiterbildung vom englischen Namen Lilian, einer Weiterbildung von ☞Lilli
Lilith Herkunft: aus dem Hebräischen, Bedeutung: die Frau der Nacht, nach einer babylonischen Nachtgottheit
Lilli Nebenformen: Lilly, Lili, Lill, Lil, englische Kurzform von ☞Elisabeth
Lilo Kurzform von ☞Lieselotte
Lina Kurzform von Namen auf -lina
Linda Nebenform: Linde, Kurzform von Namen auf -linda, -linde
Lioba Nebenformen: Leoba, Liuba, Kurzform von Namen mit Lieb-, Herkunft: aus dem Westgotischen, Bedeutung: die Liebe, die Liebende, Namenstag: 28. September
Lisa Nebenformen: Lise, Liza, Kurzform von ☞Elisabeth, Namenstag: 3. April
Lisbeth Nebenform: Liesbeth, Kurzform von ☞Elisabeth
Liselotte Form von ☞Lieselotte
Lissy Nebenformen: Lizzy, Lizzi, Kurzform von ☞Elisabeth
Liv Herkunft: aus dem Nordisch-Altisländischen, Bedeutung: hlif = Schutz und liv = Leben
Livia Nebenform: Livie, Herkunft: aus dem Lateinischen, Bedeutung: aus dem Geschlecht der Livier stammend, Namenstag: 13. November
Liz englische Kurzform von ☞Elizabeth und Lilian (☞Liliane)
Lola Nebenform: Lolita, spanische Kurzform von ☞Dolores, Namenstag: 15. September
Lona Nebenformen: Loni, Lone, Lorna, Kurzform von ☞Leona und ☞Apollonia
Lore Nebenform: Lora, Kurzform von ☞Eleonora
Lorena Nebenform: Lorene, Form von ☞Laurentia

Loretta Nebenformen: Lorette, Lauretta, Herkunft: aus dem Lateinischen, Bedeutung: der Lorbeer oder Herkunft: aus dem Italienischen, Bedeutung: nach dem Wallfahrtsort Loreto benannt, Namenstag: 10. Dezember

Lotte Nebenformen: Lotti, Lotta, Kurzform von ☞Charlotte

Louise Nebenformen: Louisa, Luisa, weibliche Form von ☞Louis, Namenstag: 15. März

Lucia Nebenformen: Luzia, Luciana, Luciane, Lucilla, Kurzformen: Lucy, Lucie, weibliche Form von ☞Lucius, Namenstage: 25. März, 13. Dezember

Lucretia Herkunft: aus dem Lateinischen, Bedeutung: aus dem Geschlecht der Lukretier stammend

Ludgardis Form von ☞Luitgard

Ludmilla Nebenformen: Milina, Milena, Ludmila, Herkunft: aus dem Slawischen, Bedeutung: ljud = Volk, Leute und milyj = lieb, angenehm, Namenstag: 16. September

Ludwiga weibliche Form von ☞Ludwig

Luisa weibliche Form von ☞Ludwig

Luise weibliche Form von ☞Ludwig, Namenstag: 14. März

Luitgard Nebenform: Ludgardis, Herkunft: aus dem Althochdeutschen, Bedeutung: liut = Volk und gard = Schutz

Luitwine weibliche Form von ☞Luitwin

Lydia Nebenformen: Lyda, Lidia, Herkunft: aus dem Griechisch-Lateinischen, Bedeutung: aus Lydien stammend, die Lydierin

M

Madeleine Nebenform: Madlen, französische Form von ☞Magdalena, Namenstag: 24. Mai

Magda Kurzform von ☞Magdalena

Magdalena Nebenformen: Magdalen, Madeleine, Kurzformen: Magda, Lena, Lene, Leni, Maggy, Herkunft: aus dem Hebräischen, Bedeutung: die aus Magdala Stammende, Namenstag: 22. Juli

Maia Kurzform von ☞Maria

Maike Nebenformen: Meike, Maika, Meika, niederdeutsch-friesische Kurzform von ☞Maria

Maja Nebenform: Maya, Herkunft: aus dem Griechischen, Bedeutung: nach der griechischen Göttin Maja

Malwine Herkunft: aus dem Althochdeutschen, Bedeutung: Recht und Freund

Manfreda weibliche Form von ☞Manfred

Manuela Nebenform: Manuella, italienische und spanische Kurzform von

Die Jüngerin
Magdalena ist ursprünglich kein Personen-, sondern ein Ortsname. Denn Magdala, vom aramäischen Migdal, der Turm, war eine Großstadt an der Ostseite des Sees Genezareth in Galiläa. Eine von Jesu frühesten und treuesten Anhängerinnen war eine Maria aus Magdala – sie blieb, im Gegensatz zu den verängstigten Jüngern, auch bei der Kreuzigung an seiner Seite und wird in den Evangelien als eine der Frauen geschildert, die an Ostern das leere Grab entdecken. Maria von Magdala ist eine der populärsten christlichen Frauengestalten (und wurde im Mittelalter irrigerweise mit der Sünderin gleichgesetzt, die Jesus die Füße salbte), und so wurde ihr Beiname als Vorname sehr beliebt.

☞Emanuela, Namenstage: 26. März, 11. Oktober

Mara Herkunft: aus dem Hebräischen, Bedeutung: bitter

Marcella Nebenformen: Marcellina, Marcelin, Marcelina, Cellina, weibliche Form zu ☞Marcellus, Namenstag: 31. Januar

Mareike Kurzform von ☞Maria

Maren Nebenformen: Mareen, Marene, friesische Kurzform von ☞Maria

Maresa Doppelname aus ☞Maria und ☞Theresa

Marga Kurzform von ☞Margarete

Margaret englische Form von ☞Margarete

Margareta Form von ☞Margarete, Namenstag: 22. Februar

Margarete Nebenformen: Margareta, Margarita, Marita, Kurzformen: Margret, Margit, Margot, Marga, Greta, Herkunft: aus dem Lateinischen, Bedeutung: die Perle, Namenstag: 20. Juli

Margit ungarische Form von ☞Margarete

Margot französische Kurzform von ☞Margarete, Namenstag: 20. Juni

Margret Kurzform von ☞Margareta

Margrit Kurzform von ☞Margarete

Maria Nebenformen und andere Formen: Marie, Mariele, Marisa, Marion, Mia, Mariella, Marietta, Marika, Mariam, Maureen, Marilyn, Maika, Maike, Meika, Meike, Mary, Molly, May, Form von ☞Mirjam, Herkunft: aus dem Hebräischen, Bedeutung: die Herbe, die Bittere, Namenstag: alle Marienfeste

Marianne Doppelname aus ☞Maria und ☞Anna, Namenstag: 26. Mai

Marie deutsche Form von ☞Maria

Die milde Martha
Im Neuen Testament ist Martha von Bethanien die Schwester des von den Toten erweckten Lazarus. Der Legende nach reiste sie nach Jesu Kreuzigung nach Südfrankreich, in die Gegend von Tarascon bei Arles, und befreite dort die Gegend von einem furchtbaren Drachen, der sogenannten Tarasque, die nicht nur das Vieh der Bauern, sondern auch Wandersleute und Jungfrauen verschlang.
Anders als die männlichen Drachentöter, wie etwa der heilige Georg, besiegte sie die Bestie mit Sanftmut. Denn der böse Drache, den selbst die tapfersten Männer nicht bezwingen konnten, liebte Musik. So setzte sich Martha an die Gestade der Rhone und sang. Das Untier kam aus dem Fluss und ließ sich, von den Liedern der Heiligen betört, einfach einfangen. Die heilige Martha band ihm einen Faden um den Hals und führte es aus der Stadt. Noch heute wird zum Festtag der heiligen Martha ein lebensgroßes Modell des Ungeheuers gezeigt, eine Mischung aus Schildkröte und Dinosaurier.

Marieke niederdeutsche Verkleinerungsform von ☞Marie

Marieluise Doppelname aus ☞Maria und ☞Luise

Marierose Doppelname aus ☞Maria und ☞Rose

*Marik*a slawische Form von ☞Maria

Marilena Form von ☞Maria und ☞Magdalena

Marina weibliche Form von ☞Marinus, Namenstag: 18. Juni

Marion Nebenformen: Mariona, Marionna, Koseform von ☞Maria, Namenstag: 24. April

Marisa Form von ☞Maria

Marita Form von ☞Margarete

Marlene Nebenformen: Marlen, Marleen, Doppelname aus ☞Maria und Lene (☞Lena)

Marlies Nebenform: Marlis, Doppelname aus ☞Maria und ☞Liese

Martha Nebenform: Marta, Herkunft: aus dem Hebräischen, Bedeutung: die Herrin, Namenstag: 29. Juli

Martina weibliche Form von ☞Martin, Namenstag: 30. Januar

Mathilda Form von ☞Mathilde

Mathilde Nebenformen: Mechthild, Mathilda, Matilde, Mafalda, Herkunft: aus dem Althochdeutschen, Bedeutung: mahti = Macht, Kraft und hiltja = Kampf, Namenstag: 14. März

Maude Nebenform: Maud, englische Form von ☞Mathilda

Maura Nebenformen: Maureen, Mairin, Herkunft: aus dem Lateinischen, Bedeutung: die Mohrin oder die Maurische, Namenstag: 21. September

Maximiliane weibliche Form von ☞Maximilian

Mechthild Nebenformen: Mechthilde, Mechtild, Mathilde, Herkunft: aus dem Althochdeutschen, Bedeutung: mahti = Macht, Kraft und hiltja = Kampf, Namenstag: 31. Mai

Meinhild Nebenform: Meinhilde, Herkunft: aus dem Althochdeutschen, Bedeutung: magan = Kraft und hiltja = Kampf

Melanie Nebenformen: Melania, Meline, Herkunft: aus dem Griechischen, Bedeutung: melanos = schwarz, die Schwarze, die Dunkle, Namenstag: 31. Dezember

Melina Nebenformen: Meline, Melinda, Kurzform von Emmeline, Herkunft: aus dem Griechischen, von der Insel Melos stammend

Melinda Nebenformen: Malinda, Malinde, Herkunft: aus dem Griechischen, Bedeutung: die Zarte, Namenstag: 29. Oktober

Melissa Nebenform: Melitta, Herkunft: aus dem Griechischen, Bedeutung: die Biene, der Honig, Namenstag: 15. September

Melli Kurzform von Namen mit -mel-

Mercedes Herkunft: aus dem Spanischen, anstelle von ☞Maria gebraucht, Bedeutung: vom Fest Maria de mercede abgeleitet, Namenstag: 24. September

Meret schweizerische Kurzform von ☞Emerentia, Namenstag: 23. Januar (Emerentia)

Merle Nebenform: Merline, Herkunft: aus dem Englischen, Bedeutung: nach dem lateinischen merula = Amsel

Meta Nebenform: Mete, Form von ☞Margareta

Michaela Nebenformen: Micaela, Michéle, Michelle, weibliche Form von ☞Michael, Namenstag: 24. August

Mildred englische Form von ☞Miltraud, Namenstag: 13. Juli

Miltraud Nebenformen: Miltrud, Mildred, Herkunft: aus dem Altsächsischen und Althochdeutschen, Bedeutung: mildi = freundlich und trud = Kraft, Stärke

Milva Nebenform: Milvia, Herkunft: aus dem Italienischen, Bedeutung: Taubenfalke

Minerva Herkunft: aus dem Griechisch-Lateinischen, Bedeutung: Geist, die Kluge

Minna Nebenformen: Minne, Mine, Minette, Kurzform von Namen auf -mina, Herkunft: aus dem Althochdeutschen, Bedeutung: die Liebe, Namenstag: 30. Dezember

Mira italienische Kurzform von ☞Mirabella, Namenstag: 20. Mai

Mirabella Nebenformen: Mirabell, Mirabelle, Mirella, Mireille, Kurzform: Mira, Herkunft: aus dem Lateinisch-Italienischen, Bedeutung: mira = wunderbar und bella = schön

Miranda Nebenform: Mirande, Herkunft: aus dem Lateinischen, Bedeutung: mirandus = wunderbar

Mireille französische Form von ☞Mirabella

Mirjam Nebenform: Miriam, Form von ☞Maria, Herkunft: aus dem Hebräischen, die Widerspenstige, die Ungezähmte, Namenstage: 2. April, 25. Mai

Mona Kurzform von ☞Monika oder von Madonna (Jungfrau Maria), Namenstag: 27. August

Monika Nebenformen: Monica, Monique, Kurzformen: Mona, Moni, Mone, Herkunft: aus dem Lateinischen, Bedeutung: die Einsame, Namenstage: 4. Mai, 27. August

Muriel Nebenform: Meriel, Herkunft: aus dem Englisch-Irischen, Bedeutung: muir = Meer und geal = glänzend

Myrna Herkunft: aus dem Gälischen, Bedeutung: gütig; oder Herkunft: aus dem Arabischen, Bedeutung: Myrrhe

N

Nadine Nebenform: Nadina, niederländische Form von ☞Nadjeschda

Nadja Nebenformen: Nadia, Nadija, slawische Kurzform von ☞Nadjeschda

Nadjeschda Nebenformen: Nadine, Nadinka, Nadina, Kurzformen: Nadja, Nadia, Herkunft: aus dem Slawischen, Bedeutung: Hoffnung

Nastasja russische Kurzform von ☞Anastasia

Natalie Nebenformen: Natalia, Nathalie, Nataljia, Herkunft: aus dem Lateinischen, Bedeutung: die zu Weihnachten Geborene

Natascha russische Koseform von Natalija (☞Natalie), Namenstag: 1. Dezember

Neele Nebenformen: Nela, Nele, Kurzform von ☞Cornelia

Nena Kurzform von Namen auf -ena

Nerrissa Herkunft: aus dem Griechischen, Bedeutung: Nymphe des Meeres

Nicole Nebenformen: Nicola, Nicolle, Nicoletta, Nikoletta, Nicolette, Nicoline, Nikoline, französische, weibliche Form zu ☞Nikolaus, Namenstag: 6. März

Nicoletta italienische, weibliche Verkleinerungsform von ☞Nikolaus

Nike Herkunft: aus dem Griechischen, Bedeutung: der Sieg

Nina Nebenformen: Nine, Ninja, Kurzform von Namen auf -nina, Namenstag: 6. November

Nora Nebenformen: Norena, Noreen, Kurzform von ☞Eleonora

Norberta weibliche Form von ☞Norbert

Norma Herkunft: aus dem Lateinischen, Bedeutung: Richtschnur, Regel

Nunzia Kurzform von ☞Annunziata

O

Oda Nebenformen: Odina, Odine, Odette, Odetta, Odilie, Odilia, Ottilia, Ottilie, Uta, Ute, Herkunft: aus dem Althochdeutschen, Bedeutung: abgeleitet von Namen mit Od-, Ot-

Odelia Herkunft: aus dem Griechischen, Bedeutung: Lied

Odetta abgeleitet von ☞Oda, Namenstag: 20. April

Odette abgeleitet von ☞Oda, Namenstag: 27. Novmber

Olga russische Form von ☞Helga, Namenstag: 14. Januar

Olivia Herkunft: aus dem Lateinischen, Bedeutung: oliva = Ölbaum, Olive, Namenstag: 5. März

Ophelia Herkunft: aus dem Griechischen, Bedeutung: Hilfe, Nutzen

Ophira Herkunft: aus dem Hebräischen, Bedeutung: Gold

Oralee Herkunft: aus dem Hebräischen, Bedeutung: Licht haben

Orania Nebenformen: Orane, Ornella, Herkunft: aus dem Lateinischen, Bedeutung: die Oranierin

Ornella italienische Verkleinerungsform von ☞Orania

Orpah Herkunft: aus dem Hebräischen, Bedeutung: die Widerspenstige, die Gazelle

Orsola Nebenformen: Orla, Orsina, Orsine, Orsolya, italienische Form von ☞Ursula

Orthild Nebenform: Orthilde, Herkunft: aus dem Althochdeutschen,

Die schöne Wasserleiche
Ophelia ist ein Vorname, der seine Popularität vor allem dem berühmten englischen Dichter William Shakespeare (1564 bis 1626) verdankt. Der große Dichterfürst nennt so die keusche Geliebte des dänischen Königs Hamlet, der dem Wahnsinn verfällt. Ophelia begeht Selbstmord im Wasser – und die Darstellung der schönen bleichen Frau im Teich ist eines der wichtigsten Motive der englischen Malerei des 19. Jahrhunderts.

Bedeutung: ort = Spitze einer Waffe und hiltja = Kampf

Ortrud Nebenform: Ortraud, Herkunft: aus dem Althochdeutschen, Bedeutung: ort = Spitze einer Waffe und trud = Stärke, Kraft

Ortrun Herkunft: aus dem Althochdeutschen, Bedeutung: ort = Spitze einer Waffe und runa = Geheimnis, Zauber

Oswalda weibliche Form von ☞Oswald

Oswine weibliche Form von ☞Oswin

Otburga Nebenform: Orberga, Herkunft: aus dem Althochdeutschen, Bedeutung: ot = Erbgut, Besitz und burg = Schutz

Otfriede weibliche Form von ☞Otfried

Othilde Herkunft: aus dem Althochdeutschen, Bedeutung: ot = Erbgut, Besitz und hiltja = Kampf

Otlinde Herkunft: aus dem Althochdeutschen, Bedeutung: ot = Erbgut, Besitz und linta = Schild aus Lindenholz

Ottilia Form von ☞Ottilie, Namenstag: 13. Dezember

Ottilie Nebenformen: Ottilia, Odilia, Kurzform: Otti, Herkunft: aus dem Althochdeutschen, Bedeutung: ot = Erbgut, Besitz, Namenstag: 14. Oktober

P

Pamina Herkunft: aus dem Griechischen, Bedeutung: Vollmondnacht

Pandora Herkunft: aus dem Griechischen, Bedeutung: pan = alles, ganz und doron = Geschenk

Panoria Herkunft: aus dem Griechischen, Bedeutung: schöne Frau

Panthea Herkunft: aus dem Griechischen, Bedeutung: pan = alles, ganz und thea = Göttin

Paola italienische Form von ☞Paula, Namenstag: 15. Dezember

Patricia Nebenform: Patrizia, Kurzformen: Patty, Pattie, Patsy, Herkunft: aus dem Lateinischen, Bedeutung: dem römischen Adel (Patrizier) zugehörig, Namenstag: 25. August

Patrizia Nebenform von ☞Patricia

Paula Nebenformen: Paola, Pauletta, Paulette, Paulina, Pauline, weibliche Form von ☞Paul, Namenstag: 26. Januar

Pauline Nebenform: Paulina, weibliche Form von ☞Paul, Namenstag: 13. März

Penelope Kurzform: Penny, Herkunft: aus dem Griechischen, pene = Gewebe und lepein = auflösen, nach der Frau von Odysseus

Perdita Herkunft: aus dem Lateinischen, Bedeutung: die Verlorene

Peregrina Herkunft: aus dem Lateinischen, Bedeutung: die Fremde

Petra weibliche Form von ☞Peter, Namenstag: 31. Mai

Phaedra Herkunft: aus dem Griechischen, Bedeutung: die Strahlende

Philine Herkunft: aus dem Griechischen, Bedeutung: philein = lieben, die Geliebte

Nur nicht den Faden verlieren
Penelope, die schöne Gattin des griechischen Helden Odysseus, hatte sich, während ihr Mann Troja belagerte und sich auf Irrfahrt befand, zahlreicher Freier zu erwehren, die sie ehelichen und so König von Ithaka werden wollten. Dabei griff sie zu einer List: Erst wenn das Totentuch für Odysseus' Vater Laertes gewebt sei, erklärte sie, käme eine erneute Heirat in Frage. Aber in den Nächten zog sie wieder auf, was sie tagsüber gewebt hatte. Ihr Name »die den Faden aufzieht« spricht also Bände, und in der Antike galt sie als Inbegriff der treuen Gemahlin. Schließlich hat sie zwanzig Jahre auf die Heimkehr ihres Gatten gewartet und sich sämtlicher Avancen griechischer Fürsten entzogen.

Philippa Nebenformen: Philippe, Philippina, Philippine, weibliche Form von ☞Philipp

Philippine weibliche Form von ☞Philipp

Philomele Nebenformen: Philomela, Philomena, Philomene, Herkunft: aus dem Griechischen, Bedeutung: philos = Freund und melos = der Gesang, das Lied

Philomena Nebenformen: Philomene, Filomena, Herkunft: aus dem Griechischen, Bedeutung: philein = lieben und emos = mein, die Geliebte

Phöbe Nebenform: Phoebe, Herkunft: aus dem Griechischen, Bedeutung: die Leuchtende, Namenstag: 3. September

Phyllis Nebenform: Phillis, Herkunft: aus dem Griechischen, Bedeutung: der Blätterhaufen

Pia Herkunft: aus dem Lateinischen, Bedeutung: die Fromme, die Tugendhafte, Namenstage: 19. Januar, 21. August

Priska Nebenformen: Prisca, Priscilla, Priszilla, Herkunft: aus dem Lateinischen, Bedeutung: die Alte, die Ehrwürdige, die Ernsthafte, Namenstag: 18. Januar

Prudence englische und französische Form von Prudentia, Herkunft: aus dem Lateinischen, Bedeutung: die Klugheit

R

Rabea Nebenform: Rabia, Herkunft: aus dem Hebräischen, Bedeutung: das Mädchen

Rachel Nebenformen: Rahel, Rachele, Rachil, Recha, Herkunft: aus dem Hebräischen, Bedeutung: das Lamm, Namenstag: 11. Juli

Radegunde Nebenform: Radegund, Herkunft: aus dem Althochdeutschen, Bedeutung: rat = Rat, Berater und gund = Kampf, Namenstag: 12. August

Radost Herkunft: aus dem Slawischen, Bedeutung: Freude

Raffaela Nebenform: Rafaela, Nebenform von ☞Raphaela, Namenstag: 23. Februar

Ragna nordische Kurzform von Namen mit Ragin-

Rahel Nebenform von ☞Rachel

Ramona weibliche Form von Ramón, Herkunft: aus dem Althochdeutschen und Spanischen, Bedeutung: der Rat, der Schutz, Namenstag: 3. Juli

Rantje friesische Kurzform von Namen mit Rand-

Raphaela Nebenform: Raffaela, weibliche Form von ☞Raphael

Rathild Nebenform: Rathilde, Herkunft: aus dem Althochdeutschen, Bedeutung: rat = Ratgeber, Rat und hiltja = Kampf

Rebekka Nebenform: Rebecca, Kurzform: Becky, Herkunft: aus dem Hebräischen, Bedeutung: die Bestrickende, die Fesselnde, Namenstag: 23. März

Reela friesische Kurzform von ☞Regelinde

Regelinde Nebenformen: Regelindis, Regelind, Herkunft: aus dem Althochdeutschen, Bedeutung: rat = Rat, Ratgeber und lind = sanft, mild

Regina Nebenformen: Regine, Reina, Kurzform: Gina, Herkunft: aus dem Lateinischen, Bedeutung: die Gebieterin, die Königin, Namenstag: 1. Juni

Regiswinde Nebenform: Regiswinda, Herkunft: aus dem Althochdeutschen, Bedeutung: regin = Beschluss, Rat und swinde = stark

Regula Herkunft: aus dem Lateinischen, Bedeutung: die kleine Königin oder die nach heiliger Ordnung Lebende, Namenstag: 11. September

Reha Herkunft: aus dem Griechischen, Bedeutung: nach der Tochter des Uranus

Reina Form von ☞Regina

Reineldis Form von ☞Reinhild

Reingard Herkunft: aus dem Althochdeutschen, Bedeutung: regin = Rat, Beschluss und gard = Schutz, Hort, Namenstag: 24. Juni

Rebekka, die Auserwählte

Rebekka (wörtlich: die Bestrickende, die Fesselnde) gehört zu den vielen starken Frauen des Alten Testaments. Erzählt wird von ihr im Buch Genesis: Der greise Abraham ist auf der Suche nach einer Frau für seinen Sohn Isaak, die allerdings nicht aus dem heidnischen Kanaan, sondern aus seiner Urheimat Mesopotamien stammen soll. Abraham schickt einen Knecht los, der die Zukünftige seines Sohnes an einem Zeichen erkennen soll. An einem Brunnen gibt eine schöne junge Frau ihm und seinen Kamelen zu trinken – für den Knecht das Zeichen, um das er gebeten hat. Er bittet die Eltern der Schönen, sie ihm mitzugeben. Diese willigen ein, jedoch nur unter der Voraussetzung, dass ihre Tochter das selbst will. Rebekka stimmt zu, und als sie in Israel ankommt, erblickt sie Isaak, verliebt sich auf der Stelle in ihn und heiratet ihn. Rebekka hatte zwei Söhne, Jakob und Esau. Nach einem Zweikampf mit einem Engel wird Jakob in Israel (Gotteskämpfer) umbenannt. Er ist der Stammvater der Juden.

Reinharda Nebenformen: Reinharde, weibliche Form von ☞Reinhard

Reinhild Nebenform: Reinhilde, Herkunft: aus dem Althochdeutschen, Bedeutung: regin = Rat, Beschluss und hiltja = Kampf, Namenstag: 30. Mai

Reinhilde Nebenform von ☞Reinhild, Namenstag: 22. März

Reinholde weibliche Form von ☞Reinhold

Reinolda weibliche Form von Reinold (☞Reinhold)

Reintraud Nebenform: Reintrud, Herkunft: aus dem Althochdeutschen, Bedeutung: regin = Rat, Beschluss und trud = Kraft, Stärke

Reka Herkunft: aus dem Hebräischen, Bedeutung: die Weiche

Rena Kurzform von ☞Irene und ☞Renata

Renata Nebenform: Renate, Herkunft: aus dem Lateinischen, Bedeutung: die Wiedergeborene

Renate Nebenform von ☞Renata, Namenstag: 22. Mai

Renka friesische Kurzform von ☞Reinharda

Rhea Herkunft: aus dem Griechischen, Bedeutung: nach der Gattin von Kronos aus der griechischen Mythologie, Mutter von Zeus

Ricarda Nebenform von ☞Richarda, Namenstag: 18. September

Der erotische Handschuh
Die berühmteste Rita war eigentlich keine: Rita Hayworth war nämlich ein Pseudonym der Schauspielerin Margarita Carmen Cansino (der englische Name sollte sie für das amerikanische Publikum vertrauter machen). Sie war das Sexsymbol der 1940er Jahre, vor allem wegen ihres Kassenschlagers »Gilda«, in der sie eine Tänzerin spielt, deren Anblick allein die Männer schon verrückt macht. Dafür muss sie im Film nur einen schwarzen Handschuh ausziehen – der kleinste Strip der Geschichte.

Richarda Nebenform: Ricarda, Richardine, Richardis, weibliche Form von ☞Richard

Richardine Nebenform von ☞Richarda

Richardis Nebenform von ☞Richarda

Richmodis Herkunft: aus dem Althochdeutschen, Bedeutung: stark und Sinn

Ricka ostfriesische Kurzform von Namen mit Rich- oder Rik-

Ricki Kurzform von ☞Ulrike

Rieke Nebenform: Rieka, niederdeutsch-niederländische Kurzform von ☞Friederike und ☞Henrike

Rigmor Herkunft: aus dem Althochdeutschen, Bedeutung: mächtig und Jungfrau

Rika Nebenformen: Rike, Rikea, niederdeutsch-friesische Kurzform von ☞Friederike und ☞Henkrike

Rita italienische Kurzform von ☞Margarete, Namenstag: 22. Mai

Rivana Herkunft: aus dem Lateinischen, Bedeutung: Bach

Rixa niederdeutsche und friesische Kurzform von Namen mit Rich-

Roberta Nebenformen: Roberte, Robertina, Robertine, weibliche Form von ☞Robert

Robina Nebenform: Robine, weibliche Form von Robin, der englischen Form von ☞Robert

Rodegard Herkunft: aus dem Germanischen und Althochdeutschen, Bedeutung: Preis und Hort, Schutz

Rolanda weibliche Form von ☞Roland, Namenstag: 13. Mai

Romana weibliche Form von ☞Roman, Namenstag: 23. Februar

Romi Nebenform: Romy, Kurzform von ☞Rosemarie und Namen mit Rose-

Romilda Nebenformen: Romilde, Rumilde, Herkunft: aus dem Althochdeutschen, Bedeutung: hruom = Ruhm und hiltja = Kampf

Die erste deutsche Dichterin
Die erste deutsche Dichterin, die wir kennen, hieß Roswitha: Hrotsvit von Gandersheim, um 935 geboren, schrieb drei Bücher und war die erste Frau, die nach der Antike wieder Dramen schrieb. In ihrem Legendenbuch erzählt sie die Geschichte von acht Heiligen, im Dramenbuch schildert sie – weil sie den für seine schlüpfrigen Geschichten bekannten antiken Dichter Terenz ersetzen wollte – Dramen um keusche Jungfrauen. Roswitha starb nach 973.

Ronja russische Kurzform von ☞Veronika

Rosa Nebenformen: Rose, Rosalie, Rosalia, Rosella, Rosellina, Rosita, Herkunft: aus dem Lateinischen, Bedeutung: die Rose, Namenstag: 23.August

Rosabella Doppelname aus ☞Rose und italienisch bella = schön

Rosalia Nebenform: Rosalie, italienische Form von ☞Rose

Rosalinde Nebenformen: Rosalind, Roselinde, Roslyn, abgeleitet von Rodelinde, Herkunft: aus dem Althochdeutschen, Bedeutung: hruom = Ruhm und lind = sanft, mild, Namenstag: 17. Januar

Rosamaria Doppelname aus ☞Rosa und ☞Maria

Rosamunde Herkunft: aus dem Althochdeutschen, Bedeutung: hruom = Ruhm und munt = Schutz, später umgedeutet in: reine Rose, Weltrose (aus dem Lateinischen)

Rosanna Doppelname aus ☞Rosa und ☞Anna

Rosannah Doppelname aus ☞Rose und ☞Hannah

Rose Form von ☞Rosa

Rosemarie Doppelname aus ☞Rose und Marie (☞Maria), Namenstag: 8. April

Rosina Nebenform: Rosine, Herkunft: aus dem Lateinischen, Bedeutung: rosig, rosenfarben, Namenstag: 11. März

Roswitha Nebenform: Roswita, Herkunft: aus dem Germanischen und Althochdeutschen, Bedeutung: hruod = Ruhm und swinths = stark, Namenstag: 28. April

Rotraud Nebenform: Rotraut, Herkunft: aus dem Germanischen und Althochdeutschen, Bedeutung: hruod = Ruhm und trud = Stärke, Namenstag: 23. September

Rubina Herkunft: aus dem Lateinischen, Bedeutung: rot

Rudolfa weibliche Form von ☞Rudolf

Rufina weibliche Form von ☞Rufus

Runhild Nebenform: Runhilde, Herkunft: aus dem Althochdeutschen, Bedeutung: runa = Geheimnis, Zauber und hiltja = Kampf

Ruperta weibliche Form von ☞Rupert

Ruth Nebenform: Rut, Herkunft: aus dem Hebräischen, Bedeutung: die Freundschaft, auch: die Freundin, Namenstag: 1. September

S

Sabine Nebenform: Sabina, Kurzformen: Bine, Bina, Herkunft: aus dem Lateinischen, Bedeutung: aus dem Volk der Sabiner, die Sabinerin, Namenstag: 29. August

Sabrina Herkunft: aus dem Angloamerikanischen, Bedeutung: nach der Nymphe des englischen Severnflusses

Salome Nebenformen: Salomé, Suleima, Herkunft: aus dem Hebräischen, Bedeutung: die Friedliche, Namenstag: 22. Oktober

Salvina Nebenform: Salwa, Herkunft: aus dem Lateinischen, Bedeutung: salvus = gesund, die Gesunde

Samantha Herkunft: aus dem Hebräischen, Bedeutung: die Hörende

Samira Herkunft: aus dem Hebräischen, Bedeutung: der Gesang

Sandra Nebenformen: Sandria, Sandrina, Sandrine, Kurzform von ☞Alexandra, Namenstag: 2. April

Saphira Herkunft: aus dem Hebräisch-Griechischen, Bedeutung: die Schöne

Sarah Nebenformen: Sara, Zarah, Zara, Herkunft: aus dem Hebräischen, Bedeutung: die Fürstin, Namenstag: 13. Juli

Sascha russische Kurz- und Koseform für ☞Alexandra (auch männliche Kurzform von ☞Alexander)

Saskia niederländische, weibliche Form von Sasso, der niederdeutschen Form von Sachso: der Sachse

Scholastika Herkunft: aus dem Griechisch-Lateinischen, Bedeutung: die Lernende, die Schülerin, Namenstag: 10. Februar

Schöntraud Herkunft: aus dem Althochdeutschen, Bedeutung: schön und wehrhaft

Schwanhild Nebenformen: Schwanhilde, Swantje, Swaantje, Herkunft: aus dem Althochdeutschen, Bedeutung: swan = Schwan und hiltja = Kampf

Sebastiane weibliche Form von ☞Sebastian

Secunda Herkunft: aus dem Lateinischen, Bedeutung: die Zweite

Segelke friesische Form von Namen mit Sieg- oder Sig-
Selina Nebenformen: Selene, Seline, Herkunft: aus dem Griechischen, Bedeutung: nach der Mondgöttin Selene
Selma Kurzform von ☞Anselma
Semele Herkunft: aus dem Griechischen, Bedeutung: nach einer Geliebten von Zeus
Senta Kurzform von ☞Kreszentia, Namenstag: 4. April
Sephora Herkunft: aus dem Hebräischen, Bedeutung: Schönheit
Seraphia Herkunft: aus dem Hebräischen, Bedeutung: seraph = brennend, die Feurige
Seraphina Nebenformen: Serafina, Serafin, Seraphin, Seraphine, Serfine, Herkunft: aus dem Hebräischen, Bedeutung: seraph = brennend, die Feurige, Namenstag: 12. März
Serena Herkunft: aus dem Lateinischen, Bedeutung: die Helle, Namenstag: 30. Oktober
Severa Herkunft: aus dem Lateinischen, Bedeutung: die Ernste
Severina Nebenform: Severine, Herkunft: aus dem Lateinischen, Bedeutung: die Ernste, die Strenge
Sibylle Nebenformen: Sibylla, Sibilla, Sibille, Herkunft: aus dem Orientalischen, Bedeutung: die Prophetin, Namenstag: 18. März
Sidonia Nebenform: Sidonie, Herkunft: aus dem Lateinischen, Bedeutung: aus Sidon stammend, Namenstag: 14. November

Die schlaue Seherin
Sibylle von Cumae war eine begabte Hellseherin, die im 6. vorchristlichen Jahrhundert dem Orakel von Cumae vorsaß. Sie besaß neun Bücher mit Prophezeiungen, die sogenannten Sibyllinischen Bücher, die sie dem römischen König Tarquinius Superbus zum Kauf anbot. Allerdings forderte die clevere Dame einen Preis, der so hoch war, dass der König dankend ablehnte. Da warf Sibylle drei Buchrollen ins Feuer und bot die sechs verbleibenden Bücher zum gleichen Preis erneut an. Als der König wieder ablehnte, verbrannte sie die nächsten drei Palmrollen mit Orakelsprüchen. Jetzt zahlte der König, und erhielt die letzten drei Bücher zum Preis der ursprünglichen neun. Die Rollen wurden später in Rom kultisch verehrt und jedes Mal befragt, wenn der Stadt Unheil drohte. Noch im Mittelalter war der Name Sibylle gleichbedeutend mit Hellseherin.

Siegfriede weibliche Form von ☞Siegfried

Sieglinde Herkunft: aus dem Althochdeutschen, Bedeutung: sigu = Sieg und lind = sanft, mild, die Siegzauberin, Namenstag: 24. Juli

Siegmona Herkunft: aus dem Althochdeutschen, Bedeutung: Sieg

Sieke niederdeutsche und friesische Kurzform von Namen mit Sieg-

Signe skandinavische Kurzform von Signild, Herkunft: aus dem Althochdeutschen, Bedeutung: sigu = Sieg und hiltja = Kampf

Sigrid Herkunft: aus dem Nordischen, Bedeutung: Sieg und schön, Namenstag: 22. Juni

Sigrun Nebenform: Sigrune, Herkunft: aus dem Althochdeutschen, Bedeutung: sigu = Sieg und runa = Geheimnis, Zauber

Silke Nebenformen: Silka, Sylke, niederdeutsche Kurz- und Koseform von ☞Cäcilia und ☞Gisela, Namenstag: 6. Mai

Silvana Herkunft: aus dem Lateinischen, Bedeutung: silva = Wald, Namenstag: 28. Februar

Silvia Nebenformen: Silva, Silvetta, Silvette, Silvina, Kurzform: Silvie, Herkunft: aus dem Lateinischen, Bedeutung: silva = Wald, die aus dem Wald Stammende, Namenstag: 3. November

Vor Gier den Kopf verloren

Jojakim hatte wohl einen Pool im Garten, dort jedenfalls badete seine Frau Susanna gerne. Ihr Mann hatte oft Besuch von babylonischen Richtern, und zwei davon, so berichtet das biblische Buch Daniel, verliebten sich in Susanna. Beide lauerten ihr auf und verlangten, dass sie mit ihnen schliefe; falls nicht, würden sie sie des Ehebruchs mit einem jungen Mann anklagen. Susanna wehrte sich gegen die alten Männer und schrie schließlich um Hilfe. Da machten die Richter ihre Drohung wahr, beschuldigten sie, stellten sie vor Gericht und verurteilten sie zum Tode. Doch Daniel, der einen hohen Posten am babylonischen Hof innehatte, war klug und befragte die beiden Männer getrennt, unter welchem Baum Susanna denn Ehebruch begangen hätte. »Unter der Eiche«, meinte der eine, »unter der Zeder«, der andere. Damit war Susannas Unschuld erwiesen. »Susanna im Bade« ist seitdem eines der beliebtesten Motive aus der Bibel – unter anderem wurde die Geschichte von Rembrandt, Rubens und van Dyck gemalt.

Simone Nebenformen: Simona, Simonetta, Simonette, weibliche Form von ☞Simon, Namenstag: 18. Februar
Sina Kurzform von Namen mit -sina
Sinja niederdeutsch-friesische Kurzform von ☞Gesine
Siska schwedische Kurzform von ☞Franziska
Sissy Nebenformen: Sissi, Sisi, Kurzform von ☞Elisabeth und in England von ☞Cäcilie
Sonja Nebenform: Sonia, russische Form von ☞Sophia, Namenstag: 15. Mai
Sophia Nebenformen: Sophie, Sofie, Sofia, Sonja, Herkunft: aus dem Griechischen, Bedeutung: die Weisheit, Namenstag: 15. Mai
Sophie Nebenform von ☞Sophia, Namenstag: 15. Mai
Söster Herkunft: aus dem Althochdeutschen, Bedeutung: Schwester
Stefanie Nebenform von ☞Stephanie
Steffi Kurzform von ☞Stephanie
Stella Kurzform von ☞Estella
Stephanie Nebenformen: Stefanie, Stephania, Stefania, Kurzform: Steffi, weibliche Form von ☞Stephan
Sunhild Nebenform: Sunhilde, Nebenform von ☞Schwanhild
Susanna Nebenform von ☞Susanne, Namenstag: 20. September
Susanne Nebenformen: Susanna, Susen, Suzanne, Kurzformen: Suse, Susi, Sanne, Herkunft: aus dem Hebräischen, Bedeutung: die Lilie, Namenstag: 11. August
Svenja nordische, weibliche Form von ☞Sven
Swaantje Nebenform: Swantje, friesische Form von ☞Schwanhild
Swana friesische Form von ☞Swaantje
Swaneke niederdeutsche Form von ☞Swaantje
Swinde Kurzform von Swidgard, Herkunft: aus dem Althochdeutschen, Bedeutung: stark und geschwind
Syndia Form von ☞Cynthia
Syra Herkunft: aus dem Lateinischen, Bedeutung: die Syrerin

T

Tabea Nebenform: Tabitha, Herkunft: aus dem Hebräischen, Bedeutung: die Gazelle
Tale Nebenformen: Taleka, Taletta, niederdeutsche Kurzform von Sankt ☞Adelheid, durch falsche Silbentrennung kam T dazu
Talia Nebenform von ☞Tale
Tamara Herkunft: aus dem Hebräischen, Bedeutung: tamar = Dattelpalme, Namenstag: 29. Dezember
Tanja Nebenform: Tania, Kurzform von ☞Tatjana

Tatjana Nebenform: Tatiana, Kurzform: Tanja, Herkunft: vermutlich aus dem Lateinischen, Bedeutung: von Tatius, König der Sabiner, Namenstag: 12. Januar

Teida Nebenform: Teika, ostfriesische Form von ☞Adelheid

Tertia Nebenform: Terzia, Herkunft: aus dem Lateinischen, Bedeutung: die Dritte

Thea Kurzform von ☞Dorothea und ☞Theodora, Namenstag: 4. Oktober

Theda ostfriesische Kurzform von ☞Adelheid

Thekla Herkunft: aus dem Griechischen, Bedeutung: Ruhm und Ehre, Namenstag: 23. September

Theodora Nebenformen: Theodore, Teodora, Fjodora, Kurzformen: Thea, Dora, weibliche Form von ☞Theodor, Namenstag: 11. Februar

Theophora Herkunft: aus dem Griechischen, Bedeutung: theos = Gott und pherein = tragen

Theresa Nebenformen: Therese, Theres, Teresa, Terese, Theresia, Theresina, Kurzform: Thea, Herkunft: aus dem Griechischen, Bedeutung: von der Insel Thera (in der Ägäis) stammend, Namenstage: 9. Mai, 15. Oktober

Therese Nebenform von ☞Theresa

Thordis Nebenformen: Tordis, Thora, Herkunft: aus dem Nordischen, Bedeutung: nach dem Donnergott Thor

Thusnelda Nebenformen: Thusnelde, Tusnelda, vermutlich abgeleitet von Tursinhilda, Herkunft: aus dem Althochdeutschen, Bedeutung: thurs = Riese und hiltja = Kampf

Thyra Nebenform: Tyra, Herkunft: aus dem Altschwedischen, Bedeutung: von Donnergott Thor und Kampf

Tiada friesische Form von Namen mit Diet-

Tiana Kurzform von ☞Christiana

Tietje Nebenform: Tietke, ostfriesische Form von Namen mit Diet-

Tilda Nebenformen: Tilde, Thilde, Thilda, Kurzform von ☞Mathilde oder ☞Klothilde

Tilde Nebenform von ☞Tilda

Tina Nebenformen: Tine, Tini, Kurzform von Namen auf -ina, Namenstag: 7. November

Tirza Herkunft: aus dem Hebräischen, Bedeutung: die Anmutige

Tiziana Nebenform: Tizia, italienische, weibliche Weiterbildung zu ☞Titus

Tosca Nebenform: Toska, Herkunft: aus dem Italienischen, Bedeutung: die Toskanerin

Tove Nebenformen: Torhild, Torborg, Torgun, nordische Kurzform zu Namen mit Tore- (auch männlicher Vorname)

Traude Kurzform von ☞Gertraud, Namenstag: 13. November

Traudlinde Herkunft: aus dem Althochdeutschen, Bedeutung: trud = Kraft, Stärke und lind = sanft, mild

Trude Nebenform: Trudi, Kurzform von ☞Gertrud

Trudgard Herkunft: aus dem Althochdeutschen, Bedeutung: trud = Kraft, Stärke und gard = Schutz

Truthild Nebenform: Truthilde, Herkunft: aus dem Althochdeutschen, Bedeutung: trud = Kraft, Stärke und hiltja = Kampf

U

Uda Nebenform: Ude, ostfriesische Kurzform von Namen mit Od-

Ulfhild nordische Form von ☞Wolfhild

Ulla Nebenform: Ula, Kurzform von ☞Ursula und Ulrika (☞Ulrike), Namenstag: 8. Mai

Ulrike Nebenform: Ulrika, Kurzformen: Ula, Ulla, Ulli, weibliche Form von ☞Ulrich, Namenstag: 8. Mai

Undine Herkunft: aus dem Lateinischen, Bedeutung: die Nixe, die Welle

Urania Nebenformen: Orania, Orane, Herkunft: aus dem Griechischen, Bedeutung: uranos = Himmel, die Himmlische

Ursel Kurzform von ☞Ursula

Ursina Nebenform: Ursine, Nebenform von ☞Ursula

Ursula Nebenformen: Ursina, Ursine, Kurzformen: Ursel, Uschi, Herkunft: aus dem Lateinischen, Bedeutung: die kleine Bärin, die Bärenstarke, Namenstag: 21. Oktober

Uschi Kurzform von ☞Ursula

Uta Nebenformen: Utta, Ute, deutsche Form von ☞Oda, Namenstag: 23. Oktober

Ute Nebenform von ☞Uta

Utlinde Sonderform von ☞Uta und -lind (sanft), Herkunft: aus dem Althochdeutschen

Schönheit aus Stein

Kreuzworträtsellöser kennen sie, die Figur am Naumburger Dom mit drei Buchstaben: Uta. Berühmt wurde diese Statue, die um 1250 vom sogenannten Naumburger Meister geschaffen wurde, einerseits weil hier zum ersten Mal eine Weltliche, nämlich Uta von Ballenstedt, im Chorraum einer Kirche dargestellt wurde und andererseits ein mittelalterlicher Bildhauer hier zum ersten Mal individuelle Züge, also einen realen Menschen und kein Idealbild, dargestellt hat.

V

Valentina Nebenformen: Valentine, Valenta, weibliche Form von ☞Valentin

Valeria Nebenformen: Valerie, Valeriana, Valeriane, Valérien, weibliche Form von ☞Valerius, Namenstage: 28. April, 6. Mai

Valerie Nebenform von ☞Valeria, Namenstag: 10. Oktober

Vanessa Kurzformen: Vanni, Nessie, Herkunft aus dem Englischen, Bedeutung: eigentlich Bezeichnung einer Schmetterlingsgattung

Venetia Nebenformen: Venetta, Veneta, Vineta, Herkunft: aus dem Lateinischen, Bedeutung: aus Venetien stammend

Vera Kurzform von ☞Verena, Namenstag: 24. Januar

Veramaria Doppelname aus ☞Vera und ☞Maria

Verena Nebenform: Varena, Kurzform: Vera, Herkunft: aus dem Lateinischen, Bedeutung: die Wahre, Namenstag: 1. September

Verita Nebenform: Veritas, Herkunft: aus dem Lateinischen, Bedeutung: die Wahrheit

Verona Nebenform von ☞Veronika

Veronika Nebenformen: Verona, Verone, Véronique, Kurzform: Vroni, Herkunft: aus dem Griechisch-Lateinischen, Bedeutung: pherein = bringen und nike = Sieg, die Siegbringerin, Namenstag: 27. Februar

Vesta Herkunft: aus dem Lateinischen, Bedeutung: Herd

Vibeke Nebenform: Vivica, dänische Form von ☞Wibke

Vicki Nebenformen: Vicky, Viki, Kurzform von ☞Viktoria

Viktoria Nebenformen: Victoria, Victorina, Victorine, Viktorina, Viktorine, weibliche Form von ☞Viktor, Namenstag: 11. Februar

Eine Frau – eine Epoche

Nach der englischen Königin Victoria ist eine ganze Epoche benannt – das viktorianische Zeitalter, das symbolisch für Glanz und Macht, aber auch für bitterste Armut steht, für Entdeckungsreisen und bahnbrechende Erfindungen, für Hochflüge der Literatur und unterdrückte Gefühle. Nach Queen Victoria sind im ganzen britischen Imperium Städte benannt worden: vom kanadischen Victoria zum gleichnamigen australischen Bundesstaat.

Vinzenta Herkunft: aus dem Lateinischen, Bedeutung: siegen

Viola Nebenformen: Violet, Violett, Violetta, Violette, Herkunft: aus dem Lateinischen, Bedeutung: das Veilchen, Namenstag: 3. Mai

Violetta Nebenform: Violette, italienische Form von ☞Viola

Virginia Nebenform: Virgenie, Kurzform: Gina, Herkunft: aus dem Lateinischen, Bedeutung: geht auf den altrömischen Familiennamen der Virginier zurück, Namenstag: 24. April

Viviana Nebenformen: Vivian, Viviane, Vivien, Vivienne, Herkunft: aus dem Lateinischen, Bedeutung: die Lebendige, Namenstag: 27. August

Volkhild Herkunft: aus dem Althochdeutschen, Bedeutung: folk = Volk und hiltja = Kampf

Volla Nebenform: Vollina, friesische Form von Namen mit Volk-

Vreni schweizerische Kurzform von ☞Verena

Vroni Kurzform von ☞Veronika

W

Walborg schwedische Form von Valborg, einer nordischen Nebenform von ☞Walburg(a)

Walburga Nebenformen: Walburg, Walburge, Walpurga, Walpurgis, Kurzformen: Walli, Wally, Burga, Herkunft: aus dem Althochdeutschen, Bedeutung: waltan = herrschen, walten und burg = Schutz, Namenstag: 25. Februar

Walli nebenform: Wally, Kurzform von Namen mit Wal-

Walpurga Nebenform: Walpurgis, Nebenform von ☞Walburga

Walrada Herkunft: aus dem Althochdeutschen, Bedeutung: waltan = walten, herrschen und rat = Rat, Beratung, Namenstag: 27. Juli

Waltraud Nebenform: Waltraut, Herkunft: aus dem Althochdeutschen, Bedeutung: waltan = herrschen, walten und trud = Kraft, Stärke, Namenstag: 9. April

Waltrun Nebenform: Waltrune, Herkunft: aus dem Althochdeutschen, Bedeutung: waltan = herrschen, walten und runa = Geheimnis, Zauber

Wedeke Nebenform: Weda, ostfriesische Kurzform von Namen mit Wed- oder Wid-, Bedeutung: Wald

Welda Kurzform von Namen mit Wil-, Herkunft: aus dem Althochdeutschen, Bedeutung: Wunsch

Wencke norwegische Form von ☞Weneke

Weneke niederdeutsche Form von Namen mit Wern-

Wernhild Nebenform: Wernhilde, Herkunft: aus dem Althochdeutschen,

Bedeutung: wehren, verteidigen und hiltja = Kampf

Wiberta Herkunft: aus dem Althochdeutschen, Bedeutung: wig = Kampf und beraht = glänzend

Wibke Nebenformen: Wiebke, Wibeke, Wiba, friesische Kurzform von Namen mit Wig-, Namensherkunft: aus dem Althochdeutschen, Bedeutung: wig = Kampf und beraht = glänzend

Wigburg Herkunft: aus dem Althochdeutschen, Bedeutung: wig = Kampf und burg = Burg, Schutz, Zuflucht

Wilburg Herkunft: aus dem Althochdeutschen, Bedeutung: willo = Wille und burg = Burg, Schutz, Zuflucht

Wilfrieda Nebenform von ☞Wilfriede

Wilfriede Nebenformen: Wilfrieda, Wilfride, weibliche Form von ☞Wilfried

Wilgard Herkunft: aus dem Althochdeutschen, Bedeutung: willo = Wille und gard = Schutz

Wilgund Nebenform: Wilgunde, Herkunft: aus dem Althochdeutschen, Bedeutung: willo = Wille und gund = Kampf

Wilhelma Nebenformen: Wilhelmina, Wilhelmine, Kurzformen: Helma, Helmi, Hilma, Minna, Wilma, weibliche Form von ☞Wilhelm

Wilhelmina Kurzformen: Minna, Wilma, Weiterbildung ☞Wilhelma

Wilhelmine Nebenform von ☞Wilhelmina, Namenstag: 19. September

Wilma Kurzform von ☞Wilhelmina, Namenstag: 19. September

Wilrun Herkunft: aus dem Althochdeutschen, Bedeutung: willo = Wille und runa = Geheimnis, Zauber

Wiltrud Nebenform: Wiltrude, Herkunft: aus dem Althochdeutschen, Bedeutung: willo = Wille und trud = Kraft, Stärke, willensstarke Zauberin, Namenstag: 21. Mai

Winfrieda weibliche Form von ☞Winfried, Namenstag: 3. November

Wintrud Nebenform: Wintrude, Herkunft: aus dem Althochdeutschen, Bedeutung: wini = Freund und trud = Kraft, Stärke

Wisgard Herkunft: aus dem Althochdeutschen, Bedeutung: Weise und Schutz

Witta friesische Form von Witt, Herkunft: aus dem Althochdeutschen, Bedeutung: witu = Wald, Gehölz, Namenstag: 1. März

Wolfhild Nebenform: Wolfhilde, Herkunft: aus dem Althochdeutschen, Bedeutung: wolf = Wolf und hiltja = Kampf, Namenstag: 8. Mai

Wolfrun Herkunft: aus dem Althochdeutschen, Bedeutung: wolf = Wolf und runa = Geheimnis, Zauber

Wolftrud Nebenform: Wolftrude, Herkunft: aus dem Althochdeutschen, Bedeutung: wolf = Wolf und trud = Kraft, Stärke

Wunna Herkunft: aus dem Althochdeutschen, Bedeutung: wunna = Wonne, große Freude

X

Xandra griechische Kurzform von ☞Alexandra

Xanthe Herkunft: aus dem Griechischen, Bedeutung: gelb und gelbbraun

Xaveria Nebenformen: Xaverine, Xaviera, weibliche Form von ☞Xaver

Xenia Herkunft: aus dem Griechischen, Bedeutung: xenios = gastfreundlich, fremd, die Gastfreundliche, die Fremde, Namenstag: 12. Januar

Y

Yasemin Nebenformen: Yasmin, Yasmina, Nebenform von ☞Jasmin

Yeshisha Herkunft: aus dem Hebräischen, Bedeutung: alt

Yolanda Nebenformen: Yolande, Yolantha, Yoanthe, Nebenform von ☞Jolanda

Yvonne Nebenform: Ivonne, französische, weibliche Form von Yvon, abgeleitet von ☞Ivo, Namenstag: 19. Mai

Z

Zarah Nebenform: Zara, Nebenform von ☞Sarah

Zäzilie Form von ☞Cäcilie

Zelda Kurzform von ☞Griselda

Zenobia Nebenform: Zena, weibliche Form von Zenobio, Herkunft: aus dem Griechischen, Bedeutung: zeus = Gott Zeus und bios = Leben

Zenta Kurzform von ☞Vinzenta oder ☞Kreszentia

Ziena Nebenform: Zientje, friesische Sonderform von Namen mit -cina

Zillah Nebenformen: Zilla, Zilly, Herkunft: aus dem Hebräischen, Bedeutung: Schatten, Schutz

Zina Nebenform: Zinske, ostfriesische Kurzform von ☞Gesina

Zippora Herkunft: aus dem Hebräischen, Bedeutung: Sperling, Vöglein

Zita italienische Kurzform von ☞Felicitas, Namenstag: 27. April

Zoe Herkunft: aus dem Griechischen, Bedeutung: das Leben, Namenstag: 2. Mai

Zwaantje ostfries. Verkleinerungsform von Namen mit Swan-

Namenstage

Hier ist eine Auswahl der im Deutschen üblichen Namenstage. Diese Liste ist ausführlicher als der Lexikonteil und enthält Namen, die dort nicht auftauchen. Bei manchen Namen gibt es mehrere Namenstage für verschiedene Heilige.

Januar

1. Wilhelm, Wim, Maria
2. Adalhard, Basilius, Gregor, Otfried, Stefan
3. Odilo, Genoveva, Hermine, Irma
4. Marius, Rüdiger, Angelika, Christiane
5. Eduard, Johann Nepomuk, Emilia
6. Balthasar, Caspar, Melchior, Raimund, Raffaela, Wiltrud
7. Knut, Reinhold, Valentin
8. Erhard, Heiko, Severin, Guda, Gudula
9. Adrian, Julian, Alice
10. Gregor, Paul I., Wilhelm, Leonie
11. Adolf, Theodosius, Thomas (v. Cori), Pauline
12. Ernst, Johann, Erna, Tatjana, Xenia
13. Gottfried, Hilarius, Hilmar, Jutta, Veronika, Yvonne
14. Berno, Engelmar, Felix, Rainer, Helga, Olga
15. Arnold, Arno, Konrad
16. Dietwald, Marcel, Tilman, Celina
17. Anton, Rosalind
18. Ulfried, Uwe, Priska
19. Heinrich, Heinz, Knut, Marius, Martha, Pia
20. Fabian, Sebastian, Ursula
21. Meinrad, Noël, Agatha, Agnes, Ines
22. Raimund, Vinzenz, Walther, Dietlinde, Jana
23. Guido, Heinrich (Seuse), Emerentia
24. Bernd, Eberhard, Franziskus, Vera
25. Wolfram
26. Alberich, Timotheus, Titus, Paula
27. Dietrich, Gerd, Theoderich, Alrun, Angela

JANUAR

28. Julian, Karl (der Große), Manfred, Thomas (von Aquin), Karolina
29. Gerhard, Valerius
30. Adelgunde, Martina
31. Johannes (von Bosco), Rudbert, Emma, Marcella

Februar

1. Burkhard, Reginald, Siegbert, Barbara, Brenda, Brigitta, Catharina, Regina
2. Bodo, Dietrich, Stephan, Karina, Maria
3. Ansgar, Blasius, Michael, Oskar
4. Gilbert, Johanna, Veronika
5. Albuin, Agatha, Adele, Adelheid, Elke
6. Amandus, Paul (Miki), Amanda, Doris, Dorothea, Dorte, Hildegund
7. Richard
8. Hieronymus, Philipp, Elfrieda
9. Lambert (von Neuwerk), Anna, Apollonia, Katharina
10. Bruno, Siegmar, Wilhelm, Scholastika
11. Pascal, Theodor, Theodora, Viktoria
12. Anton, Benedikt, Gregor, Eulalia
13. Adolf, Jordan, Gisela, Irmhild
14. Cyrill, Method, Valentin
15. Claudius, Siegbert, Siegfried, Georgia
16. Juliana, Liane
17. Benignus, Lukas (Belludi)
18. Simon, Constanze, Simone
19. Bonifatius, Konrad, Hedwig, Irma, Irmgard
20. Falko, Corona
21. German, Peter (Damiani), Enrica, Gunhild, Irene
22. Isabella, Margareta
23. Otto, Udo, Willigis, Raffaela, Romana
24. Matthias (Apostel)
25. Modestus (von Trier), Edeltraud, Walburga
26. Adalbert, Denis, Ottokar, Gerlinde, Mechthild
27. Alexander, Baldur, Gabriel, Veronika
28. Detlev, Roman, Oswald, Antonia, Silvana
29. August, Oswald, Antonia

März

1. Albin, Felix (Papst), Roger, Witta
2. Karl, Volker, Agnes, Carolin
3. Friedrich, Gerwin, Leif, Camilla, Kunigunde
4. Edwin, Humbert, Kasimir, Lucius, Walburga, Waltraud
5. Dietmar, Tim, Gerda, Olivia
6. Fridolin, Nicola, Nicole, Rosa
7. Johannes (von Gorze), Reinhard, Volker, Felicitas, Kunigunde
8. Gerhard (von Clairvaux), Johannes (von Gott), Julian
9. Bruno, Dominik, Barbara, Franziska, Katharina (von Bologna)
10. Emil, Gustav
11. Jakob (Apostel), Konstantin, Ulrich, Rosina
12. Gerald, Leander, Roderich, Rüdiger, Almut, Beatrix, Paulina, Serafina
13. Leander, Judith, Mathilde, Patricia, Pauline
14. Clemens, Zacharias, Clementine, Eva, Evelyn, Luise, Mathilde
15. Hubert, Klemens, Louise, Herta
16. Herbert, Rüdiger, Herta
17. Josef (von Armathäa), Konrad, Patrick, Gertraud, Gertrud
18. Cyrill, Eduard, Sibylle
19. Gero, Catharina, Josef, Josefa, Josefine
20. Gisbert, Wolfram, Claudia, Irma, Irmgard
21. Axel, Christian, Elias (von Sitten), Johannes (von Valence), Emilia
22. Elmar, Lea, Reinhilde
23. Otto, Rebekka
24. Elias, Gabriel, Christiane, Heidelinde, Karin
25. Isaac, Prokop, Lucia (Filippini)
26. Felix, Ludger, Manuel, Lara, Manuela
27. Ernst, Heimo, Rupert, Augusta
28. Guntram, Ingbert, Wilhelm, Adelheid, Gundelind
29. Berthold, Helmut, Ludolf, Viktor, Wilhelm
30. Amadeus, Quirin, Dietmut
31. Ben, Guido, Wido, Cornelia

MÄRZ

April

1. Hugo, Walarich, Irene
2. Frank, Franz (von Paola), Maria (von Ägypten), Miriam, Sandra, Theodosia
3. Gandolf, Richard, Lisa
4. Isidor, Konrad, Kurt
5. Vincenz, Crescentia, Juliane, Senta
6. Coelestin, Sixtus, Wilhelm (von Aebelholt)
7. Johann Baptist, Ralph, Ursula
8. Walter, Beate, Rose-Marie
9. Hugo, Konrad, Kunz, Kurt, Casilda, Waltraud
10. Engelbert, Ezechiel, Gernot, Holda
11. Hildebrand, Reiner, Stanislaus
12. Elias (von Köln), Heinrich, Julian, Julius, Zeno, Herta
13. Hardward, Marten, Martin, Gilda, Hermenhild, Ida
14. Elmo, Valerian, Erna, Ernestine
15. Damian, Waldmann, Anastasia
16. Benedikt, Magnus, Joachim, Bernadette, Bernarda
17. Eberhard, Gerwin, Hermann, Max, Rolf, Rudolf, Isadora, Wanda
18. Werner, Wigbert
19. Gerold, Kuno, Leo, Timo, Werner, Emma
20. Wilhelm (der Pilger), Hildegund, Odetta
21. Anselm, Konrad, Alexandra
22. Alfred, Kai, Leonidas
23. Adalbert, Georg, Gerhard, Jörg, Jürgen, Adalberta, Helene
24. Egbert, Wilfried, Fidelis, Marion, Virginia
25. Erwin, Floribert, Hermann, Markus (Evangelist), Franka
26. Consuela, Helene
27. Montserrat, Zita
28. Adalbero, Hugo, Ludwig, Peter (Chanel), Katja, Roswitha, Valeria
29. Robert, Silvio, Katharina (von Siena), Katrin, Pauline
30. Pius, Quirin, Hilda, Hildegard, Hulda

Mai

1. Arnold, Josef (der Arbeiter), Sigismund
2. Athanasius, Boris, Konrad, Kurt, Sigismund, Zoë
3. Alexander, Jakob, Philipp, Alexa, Alexandra, Viola
4. Florian, Guido, Silvanus, Monika, Valeria
5. Gotthard, Irene, Jutta, Sigrid
6. Markward, Antonia, Gundula
7. Boris, Notker, Stanislaus, Gisela, Helga, Silke
8. Friedrich, Victor, Ida, Klara, Ulla, Ulrike, Wolfhild
9. Adalgar, Beatus, Volkmar, Caroline, Theresia
10. Damian (de Veuster), Gordian, Isidor, Johannes (von Avila), Liliana
11. Gangolf, Joachim, Mamertus
12. Pankratius, Imelda, Joana
13. Servatius, Rolanda
14. Bonifatius, Christian, Ismar, Pascal
15. Robert, Robin, Rupert, Bertha, Sonja, Sophie
16. Adolf, Johann Nepomuk, Simon, Ubald
17. Dietmar, Pascal, Walter, Antonella
18. Burkhard, Erich, Felix, Johannes (Papst Johannes I.), Roland, Alexandra, Claudia, Erika, Sandra
19. Coelestin, Ivo, Kuno, Theophil, Yvonne
20. Ulrich, Bernhardine, Elfriede, Frieda, Mira
21. Hermann, Konstantin, Theobald, Wiltrud
22. Emil, Ortwin, Julia, Renate, Rita
23. Desiderius, Alma, Désirée, Renate
24. Johannes (von Montfort), Vinzenz, Dagmar, Esther, Magdalena, Madeleine
25. Gilbert, Gregor, Urban, Maria Magdalena (de' Pazzi), Miriam
26. Godo, Philipp (Neri), Maria, Marianne
27. Augustinus (von Canterbury), Bruno, Julius, Randolph
28. German, Wilhelm
29. Erwin, Maximin, Irmtraud, Theodosia
30. Ferdinand, Guido, Hugbert, Johanna (von Arc), Reinhild
31. Felix, Helma, Jana, Mechthild, Petra

Juni

1. Konrad, Simeon, Silvius, Theobald, Bertha, Regina, Silka, Silvana
2. Armin, Erasmus, Eugen, Stefan, Blandina
3. Karl (Lwanga von Uganda), Hildburg, Karoline, Klothilde, Silvia
4. Quirin, Christa, Eva, Klothilde
5. Bonifatius, Ferdinand, Winfried, Erika
6. Bertrand, Falko, Gilbert, Norbert, Alice
7. Gottlieb, Robert, Anita, Anna
8. Chlodwig, Medardus, Elga, Helga, Maria (vom Göttlichen Herzen), Miriam
9. Ephraim, Primus, Annamaria, Grazia
10. Erich, Heinrich, Heinz, Diana, Olivia
11. Barnabas, Udo, Adelheid, Alice, Paula
12. Guido, Leo III., Florinda
13. Antonius (von Padua), Bernhard, Gerhard, Randolf
14. Hartwig, Meinrad, Valerius
15. Bernhard, Gebhard, Lothar, Veit
16. Benno, Luitgard, Quirin, Julietta, Justina, Kunigunde
17. Adolf, Volker, Alena
18. Elisabeth, Euphemia, Ilsa, Isabella, Marina
19. Romuald, Juliana
20. Adalberta, Albertine, Florentina, Margarete, Margot
21. Alban, Alois, Eberhard, Ralf, Aloisia
22. Eberhard, Innozenz, John, Thomas, Christina, Christine, Ortrud, Rotraud, Sigrid
23. Josef (Cafasso), Edeltraud, Maria (von Oignies), Marion, Ortrud
24. Johannes (der Täufer), Wilhelm (von Vercelli), Reingard
25. Dorothea, Doris, Eleonora, Ella
26. David, Johannes (von Rom), Konstantin, Paul
27. Cyrill, Daniel, Heimo, Maximus, Emma, Senta
28. Ekkehard, Gero, Harald, Irenäus, Diethild, Senta
29. Gero, Peter, Paul, Beate, Judith, Petra, Salome
30. Adolf, Alf, Bertram, Ernst, Otto, Udo, Ehrentrud, Florence

Juli

1. Aaron, Dietrich, Theobald, Regina
2. Jakob, Bernhardin, Mariä Heimsuchung, Wiltrud
3. Raimund, Ramon, Thomas (Apostel), Ramona
4. Ulrich, Utz, Uwe, Werner, Berta, Elisabeth (von Portugal), Else
5. Albrecht, Anonius (Maria Zaccaria), Kira, Letizia, Philomena
6. Edgar, Goar, Isaias, Dominika, Maria (Goretti)
7. Firmin, Odo, Willibald, Edda, Edelburg
8. Adrian, Edgar, Eugen, Kilian, Adriane, Amalia
9. Hannes, Hermine, Veronika
10. Engelbert, Knut, Olaf, Raphael, Witgar, Amalburga, Amalia
11. Benedikt, Oliver, Pius, Olga, Rachel
12. Felix, Johannes (Gulalbertus), Siegbert, Eleonore, Henriette
13. Arno, Ernst, Eugen, Heinrich, Heinz, Henriette, Kunigunde, Mildred, Sarah
14. Camillo, Goswin, Roland, Ulrich, Angelina, Camilla
15. Bernd, Bernhard, Björn, David, Donald, Egon, Roland, Rudolf, Waldemar, Bonaventura, Rosalia
16. Valentin (von Trier), Carmen, Elvira, Irmgard, Reinhild
17. Alexis, Charlotte, Gabriella, Hedwig (von Polen)
18. Arnd, Arne, Arnold, Arnulf, Friedrich, Ulf, Frika
19. Bernold, Reto, Marina
20. Bernhard, Elias, Volkmar, Greta, Margaretha
21. Daniel, Laurentinus, Victor, Daniela, Julia, Stella
22. Maria Magdalena, Marlene, Verena
23. Johannes (Cassianus), Liborius, Birgit, Birgitta
24. Christoph, Christa, Christine, Gabriele, Luise, Sieglinde
25. Christoph, Jakob (Apostel), Thomas (von Kempen), Willibald, Valentina
26. Achim, Joachim, Jochen, Anja, Anke, Anna, Christiane, Gloria, Jana
27. Berthold, Konrad (von Ottobrunn), Pantaleon, Rolf, Rudolf, Natalie, Walrada
28. Benno, Innozenz, Ada, Adele
29. Faustinus, Ladislaus, Olaf, Paul, Urban, Beatrix, Flora, Martha
30. Leopold, Petrus (Chrysologus), Inga, Ingeborg, Wiltrud
31. German, Hermann, Ignatius, Ilona

JULI

August

1. Alfons, Fides, Petrus (Faber), Uwe
2. Eusebius, Julian, Adriana, Theodota
3. August, Nikodemus, Lydia
4. Dominikus, Johannes (Maria Vianney), Rainer, Reinhard, Sigrid
5. Abel, Oswald
6. Gilbert, Hermann, Justus, Ulrich
7. Albert, Cajetan, Donatus, Kai, Konrad (von Wolfratshausen), Sixtus, Afra, Donata
8. Cyriak, Dominik, Elgar
9. Altmann, Roman, Edith
10. Erik, Lars, Laurenz, Lorenz, Astrid, Erika, Laura
11. Donald, Klara, Philomena, Susanne
12. Andreas, Eberhard, Innozenz, Radegunde
13. Cassian, Hippolyt, Johannes (Berchmans), Marko, Gertrude, Radegund
14. Eberhard, Maximilian (Kolbe), Meinhard
15. Arnold, Rupert, Ruprecht, Mechthild
16. Alfried, Joachim, Rochus, Stefan, Theodor, Beatrix, Serena, Stephanie
17. Clara, Gudrun, Hyazinth, Janine
18. Leonhard, Rainald, Claudia, Helena, Paula
19. Bert, Johannes (Eudes), Julius, Sebald, Ulf
20. Bernhard (von Clairvaux), Bernd, Burkhard, Philibert, Ronald, Samuel
21. Balduin, Maximilian, Pius (Papst Pius X.), Pia
22. Sigfried, Timotheus, Maria Regina, Regina, Sigrid
23. Justinian, Zachäus, Isolde, Rosa
24. Bartholomäus (Apostel), Isolde, Michaela
25. Ludwig, Luis, Lutz, Josef (von Galsanza), Theoderich, Ebba, Elvira, Patricia
26. Gregor, Rufinus, Margareta, Miriam, Patricia, Teresia
27. Amadeus, Caesar, Gebhard, Gottlieb, Margit, Mona, Monika, Veronika, Vivian
28. Augustin, Augustus, Elmar, Adeline, Aline, Vivian
29. Johannes (Enthauptung Johannes des Täufers), Beatrice, Sabine, Verona
30. Amadeus, Felix, Heribert, Alma, Rebekka
31. Aidan, Paulinus, Raimund, Anja

AUGUST

September

1. Ägidius, Harald, Ruth, Verena
2. Franz, René, Salomon, Ingrid, Margareta (von Löwen)
3. Gregor, Phoebe, Silvia, Sonja, Sophie
4. Hadwig, Sven, Ida, Iris, Irmgard, Rosalie
5. Urs, Theodor, Hermine, Roswitha, Theresia (von Wüllenweber)
6. Bertram, Gundolf, Magnus, Beate
7. Dietrich, Markus, Ralph, Otto, Stephan, Judith, Regina
8. Adrian, Otmar, Petrus (Claver), Sergius, Mariä Geburt, Seraphine
9. Edgar, Korbinian, Otmar
10. Carlo, Diethard, Edgar, Niels, Nikolaus, Isabella
11. Felix, Louis, Maternus, Helga, Hilda, Regula
12. Degenhard, Gerfried, Guido, Jessica, Maria (Mariä Namen), Marika, Marion
13. Amatus, Johannes (Chrysostomus), Tobias, Notburga
14. Albert, Eberhard, Jens, Irmgard
15. Eckart, Eckehard, Roland, Dolores, Katharina, Lola, Melissa
16. Cornelius, Niels, Edith, Eugenie, Ludmilla
17. Lambert, Robert, Ariane, Hildegard (von Bingen)
18. Josef (von Copertino), Lambert, Herlinde, Ricarda
19. Arnulf, Januarius, Theodor, Thorsten, Wilhelmine, Wilma
20. Candida, Eustachia, Hertha, Susanna
21. Jonas, Matthäus (Apostel), Deborah, Maura
22. Emmeram, Mauritius, Moritz, Otto, Udo, Gundula, Gunthild
23. Heinrich, Linus, Gerhild, Rotraud, Thekla
24. Gerhard, Hermann, Rupert, Virgil, Mercedes
25. Ehrenfried, Firmin, Klaus, Nikolaus (von Flüe), Irmfried
26. Damian, Kosmas, Meinhard, Cosima
27. Dietrich, Vinzenz, Hiltrud
28. Adalrich, Giselher, Thiemo, Tim, Wenzel, Julia, Lioba
29. Gabriel, Konrad, Michael, Raphael, Gabriela, Michaela, Raphaela
30. Hieronymus, Urs, Victor, Sonja, Sophia

Oktober

1. Manuel, Franz, Gisbert, Giselbert, Remigius, Remo, Werner, Andrea, Theresia
2. Gideon, Gottfried, Thomas (von Hereford), Bianca, Jacqueline
3. Ewald, Odilo, Udo, Bianca, Paulina
4. Franz (von Assisi), Edwin, Aurora, Emma, Thea
5. Herwig, Meinolf, Gallina
6. Adalbero, Bruno, Gerald, Jakob (Patriarch), Brunhild, Melanie, Renate
7. Georg, Gerold, Marc, Jörg, Denise, Justina, Rosa Maria
8. Günter, Hugo, Simeon, Benedicta, Brigitta, Gerda, Hannah, Laura
9. Abraham, Dionysius, Goswin, Gunnar, Günther, Johannes (Leonardi), Elfriede, Ingrid, Sara, Sibylle
10. Gereon, Samuel, Viktor, Valerie
11. Alexander, Bruno, Georg, Quirin, Edelburg, Manuela
12. David, Erwin, Horst, Maximilian, Pilar, Gerlinde
13. Andre, Edward, Gerald, Koloman
14. Alan, Burkhard, Calixtus, Fortunata, Gundula, Hedwig, Hildegund, Otilie
15. Amelia, Aurelia, Franziska, Thea, Thekla, Theresia
16. Balderich, Carlo, Gallus, Gerhard, Gordon, Hedda, Hedwig, Luitgard
17. Ignatius, Rudolf, Adelheid, Marie-Louise
18. Heinrich (von Bonn), Justus, Lukas (Evangelist), Viviana
19. Isaak, Johannes (de Brébeuf), Paul, Frieda, Laura
20. Wendelin, Ira, Irina, Jessica
21. Holger, Celina, Irmtraud, Ulla, Ursula
22. Ingbert, Wigand, Cordula, Salome
23. Heinrich (von Köln), Johannes (von Capestrano), Roman, Severin, Uta
24. Alois, Anton, Raphael, Aloisia, Armella, Victoria
25. Gaudentius, Crispinus, Hans, Ludwig, Lutz, Doria, Luise
26. Albin, Amandus, Sigibald, Wieland, Anastasia, Josephine, Witta
27. Stefan, Wolfhard, Christa, Sabina
28. Alfred, Johann Thaddäus, Simon (Apostel)
29. Franco, Friedrich (von Regensburg), Ermelinda, Grete, Melinda
30. Alfons, Angelo, Berno, Dieter, Sabine, Serena
31. Christoph, Quentin, Wolfgang (von Regensburg), Burga, Melanie

November

1. Arthur, Harald, Konradin, Luitpold
2. Ambrosius, Angela, Margareta (von Lothringen)
3. Berthold, Hubert, Martin, Pirmin, Winifred, Silvia, Winfrieda
4. Charles, Emmerich, Heinrich (von Zwiefalten), Karl, Caroline, Charlotte, Karla, Lolita, Modesta
5. Hardy, Zacharias, Berthilde, Elisabeth, Elsa
6. Leonhard, Christa, Christine, Kerstin, Leonie, Nina
7. Bert, Engelbert, Ernst, Gisbert, Carina, Erna, Tina
8. Gottfried, Götz, Gregor, Johannes (Scotus), Bettina, Karina
9. Gregor, Herfried, Randolf, Roland, Ted, Theodor
10. Andreas (von Avellino), Jens, Justus, Leo, Andrea, Leonie
11. Heinrich, Martin, Menas, Leonie, Senta
12. Ämilianus, Christian, Emil, Kunibert, Martin, Chantal
13. Eugen, Rene, Stanislaus (Kosta), Volkwin, Wilhelm, Livia, Traude
14. Alberich, Karl, Nikolaus (Taveliç), Sidonia
15. Albert, Leopold, Marianus, Nikolaus, Helena (von Ungarn), Leopoldine
16. Arthur, Edmund, Otmar, Walter, Margarita
17. Florin, Gregor, Walter, Gertrud, Hilda, Salome
18. Roman, Odo, Otto, Alda, Bettina
19. David, Roman, Sven, Alice, Bettina, Elisabeth (von Thüringen), Elise, Lisa, Lisbeth, Mechthild
20. Bernward, Edmund, Felix, Korbinian, Elisabeth
21. Rufus, Amalie, Amelia
22. Philemon, Salvator, Cäcilia, Silke
23. Clemens, Detlef, Kolumban, Salvator, Felicitas
24. Albert, Chrysogon, Clemens, Flora
25. Egbert, Elisabeth (von Reute), Imma, Jasmin, Karin, Kathrin, Katja
26. Adalbert, Albert, Albrecht, Gebhard, Konrad, Kurt, Cornelia, Ida
27. Brunhilde, Odette, Uta
28. Albrecht, Gregor (Papst Gregor III.), Jakob, Stephan (von Konstantinopel), Berta
29. Friedrich, Fritz, Walderich, Berta, Friederike, Jutta
30. Andreas, Volkert, Andrea, Kerstin

Dezember

1. Edmund, Eligius, Blanka, Natalie, Natascha
2. Lucius, Lutz, Jan, Johannes (von Ruysbroek), Bibiana
3. Christian, Franz Xaver, Jason, Johann
4. Anno, Carsten,
5. Gerald, Niels, Reinhard
6. Klaus, Nikolaus, Beate, Denise, Henrike, Nicole
7. Ambros, Benedikte, Farah
8. Konstantin, Edith, Elfriede, Gunthild, Maria (Hochfest der Mutter Gottes)
9. Abel, Dietrich, Liborius, Petrus, Reinmar, Anastasia, Valerie
10. Emma, Imma, Loretta
11. Arthur, Daniel, David, Tassilo
12. Christian, Hartmann, Konrad, Johanna
13. Jost, Johanna, Lucia, Ottilia
14. Johannes (vom Kreuz), Franziska
15. Christiane, Nina, Paola
16. Adelheid, Elke
17. Lazarus, Jolanda, Viviana
18. Gratian, Esperanza, Luise
19. Benjamin, Urban, Susanna, Thea
20. Eike, Dominikus, Julius, Holger
21. Hagar, Ingmar, Ingo, Johannes (Vincentius)
22. Francesca-Saveria, Jutta
23. Dagobert, Ivo, Johannes (von Krakau), Victoria
24. Adam, Eva, Hermine, Irmina
25. Anastasia, Eugenia
26. Stephan, Stephanie
27. Johannes (Evangelist), Fabiola
28. Julius, Kaspar
29. David, Thomas (Becket), Jessica, Tamara
30. Diego, Felix, Lothar, Herma, Hermine, Minna, Sabine
31. Odilo, Silvester, Katharina, Melanie

DEZEMBER